中原历代中医药名家文库

现当代卷

张东岳

主　审◎张东岳

主　编◎张相安

总　主　审◎毛德西

总　主　编◎郑玉玲　朱　光

副总主编◎禄保平　张瑞　金杰　常学辉

河南科学技术出版社

·郑州·

内容提要

本书介绍了张东岳教授从医 50 多年来对肛肠疾病的诊治经验、手术新法与方药研制，术式如"环痔双桥术""开窗留桥术""肛裂松解术""脱肛三联术"；方药如"秘宝康""畅尔舒""肠健平""脏毒清""谷道安""平疣散"等；阐述了张东岳教授的学术思想和经验。张老将毕生用心血与汗水积累的宝贵经验，呈现在本书中，愿与同道共勉。

图书在版编目（CIP）数据

中原历代中医药名家文库. 现当代卷. 张东岳/张相安主编.—郑州：河南科学技术出版社，2023.4
ISBN 978-7-5725-1191-2

Ⅰ.①中… Ⅱ.①张… Ⅲ.①中医临床—经验—中国—现代 Ⅳ.①R249

中国国家版本馆CIP数据核字（2023）第074661号

出版发行：河南科学技术出版社
　　　　　地址：郑州市郑东新区祥盛街27号　邮编：450016
　　　　　电话：（0371）65788613　　65788629
　　　　　网址：www.hnstp.cn
策划编辑：马艳茹　邓　为
责任编辑：赵振华
责任校对：董静云
整体设计：张　伟
责任印制：朱　飞
印　　刷：洛阳和众印刷有限公司
经　　销：全国新华书店
开　　本：787 mm×1092 mm　1/16　印张：14　字数：235千字
版　　次：2023年4月第1版　　2023年4月第1次印刷
定　　价：98.00元

中原历代中医药名家文库·现当代卷

总主审　毛德西

总主编　郑玉玲　朱　光

副总主编　禄保平　张　瑞　金　杰　常学辉

总主编委员会（按姓氏笔画为序）

毛德西　朱　光　张　瑞　金　杰

郑玉玲　常学辉　禄保平

中原历代中医药名家文库·现当代卷

张东岳

主　审　张东岳

主　编　张相安

副主编　张宇翔　周艳阳　张双喜

编　委（按姓氏笔画排序）

任盈盈　刘　磊　张　伟　张串串

张凯亚　张晨昊　张琳菡　陈立平

陈淑君　屈海涛　常为伟　崔　雷

崔丽丽　韩海涛

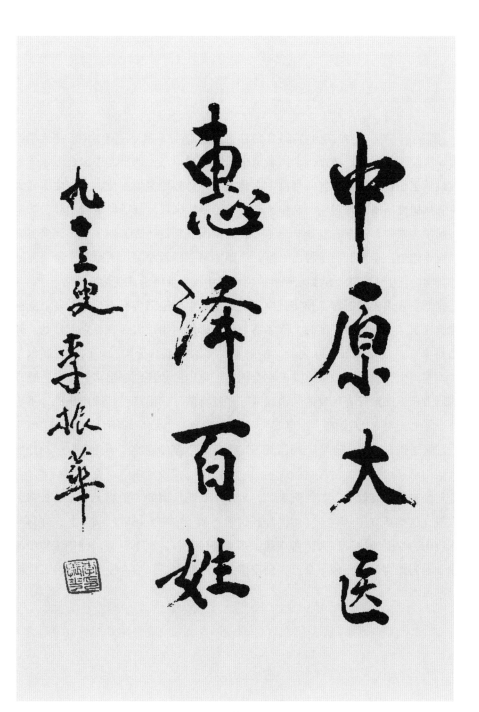

中原大医
惠泽百姓

九〇三叟 李振华

国医大师李振华题词

张东岳教授简介

张东岳，男，汉族，1937年1月12日生，河南西华县人，河南中医药大学第一附属医院主任医师，教授，全国名老中医，全国第三、四批老中医药专家学术经验继承工作指导老师，曾任河南中医药大学外科教研室副主任，河南中医药大学肛肠病研究所所长，现任河南中医药大学第一附属医院肛肠科名誉主任，为全国肛肠学会常委，河南省肛肠学会主委，《中国肛肠病杂志》副主编，河南省文史研究馆馆员，全国肛肠学科名专家，全国中医肛肠教育突出贡献名专家，河南省肛肠学会三十年特殊贡献奖获得者，河南省中医事业终身成就奖获得者。

张老在50多年的医疗工作实践中，主编了《中西医结合肛肠病学》《肛肠病影像真诠》《肛肠病临证汇海》等多部著作；研创出治疗大面积复杂肛瘘的"开窗留桥术"、治疗陈旧性肛裂的"松解术"、治疗直肠全层脱垂的"三联术"等，均获得十分满意的效果，并已在全国推广应用。他还创制出多种具有独特疗效的新方药，如治疗直肠癌的"消瘤散""脏毒清"，治疗性传播疾病的"平疣散"，治疗痔疮、肛瘘的"谷道安""痔瘘洗剂"，治疗顽固性便秘的"增津宝""宣达散""秘宝康""畅尔舒"，治疗肛门瘙痒症的"阴痒康"，治疗肛门失禁的"斯可福"，治疗直肠脱垂的"脱能康""脱复康""芪仁固脱宝"，治疗结肠炎的"肠健平""肠炎康"，治疗结直肠息肉的"消息灵""干枝梅煎剂"等，这些新方多已载入《中国肛肠病学》和《中国大肠肛门病学》，并得到推广应用，深受海内外广大患者欢迎。张老虚怀若谷，从不自满，他把工作中的成绩和表彰作为动力，鞭策自己，勤奋拼搏，与时俱进，成为全心全意为人民服务的楷模。

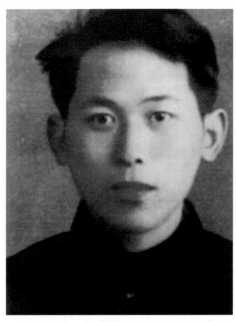

1963 年 7 月 12 日，张东岳河南中医学院毕业时留念

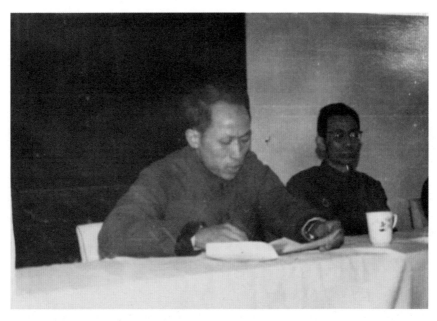

1980 年 12 月 3 日，在开封召开的河南省首届肛肠学术会议上，张东岳
被选为主任委员

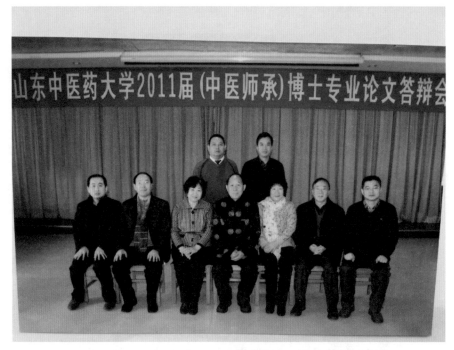

2011 年 12 月 9 日，在郑州参加"中医师承"博士生张相安（后左）、
周艳阳（后右）毕业论文答辩会（前中为张东岳教授）

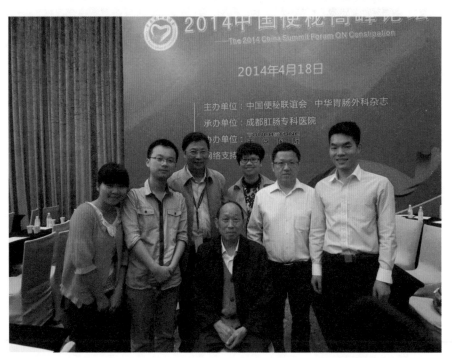

2014 年，张东岳教授（前中）和贾小强教授（左三）、陈淑君教授（右三）、
张双喜教授（右二）、安永康医生（右一）参加中国便秘高峰论坛

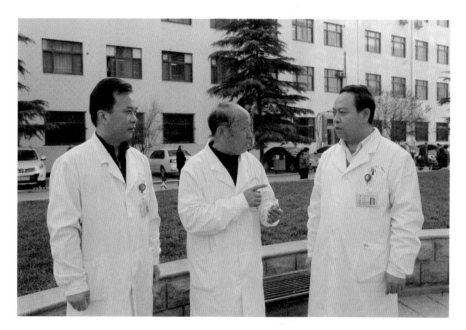

2014 年 3 月 16 日，张东岳教授与两位医学博士张相安（右）、周艳阳（左）商谈今后工作计划

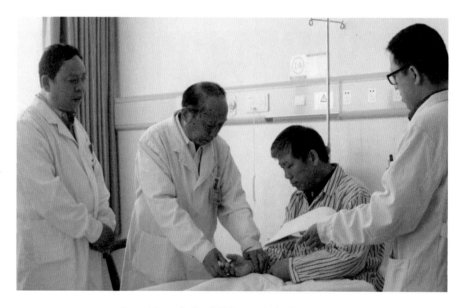

2016 年 4 月，张东岳教授日常查房，为患者诊脉

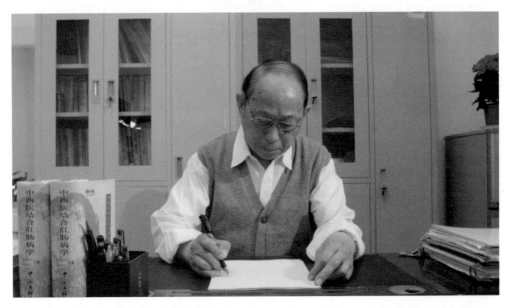

2017 年，80 岁高龄的张东岳教授在整理书稿，将从医 50 多年来的经验汇集成册

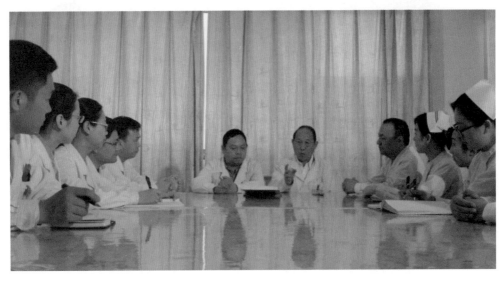

2018 年 3 月，张东岳教授在科室组织疑难病例讨论会

序

中医药学历史悠久，源远流长，涌现出灿若繁星的医药学家。正是由于他们的辛勤耕耘与绵延传承，才使得中医药学在世界医学体系中独树一帜，影响寰宇并造福人类。

河南地处中原，人杰地灵，是中华民族优秀文化的重要发祥地之一，自古及今医药大家更是层出不穷。诞生于河南南阳的张仲景，被后世尊崇为"医圣"，以其巨著《伤寒杂病论》及其独特的辨证论治思维，深远地影响着中医学的传承与发展，至今仍然在指导着中医理论研究与临床实践。其后，河南历代名医名著辈出，比较著名的如褚澄的《褚氏遗书》、王怀隐的《太平圣惠方》、郭雍的《伤寒补亡论》、张子和的《儒门事亲》、滑寿的《十四经发挥》、李濂的《医史》、景日畛的《嵩崖尊生书》、吴其濬的《植物名实图考》、杨栗山的《伤寒瘟疫条辨》等，对中医药学的发展和提高，发挥了承前启后的推动作用，产生过重要影响。

中华人民共和国成立以后，河南的中医药事业又得到了长足的发展，在业内占有较重要的地位。著名中医学家李振华是第一批国医大师，我与他交好多年，深知他理论功底深厚，临床经验丰富，治学严谨，桃李遍天下，他对河南中医药学的教育、科研、临床工作，做出了非凡贡献；还有石冠卿、吕承全、赵清理、邵经明、杨毓书等，都是闻名全国的中医药学家。

中医药这一伟大宝库有三个组成部分：浩如烟海的典籍，名老中医的经验，民间的验方绝技。其中名老中医的经验来自于临床实践，是理论与实践相结合的典范，也是我们亟待传承的中医精华。而随着时间的流逝，名老中医越来越少，中青年能用中医思维去认识疾病、防治疾病的也越来越少。所以现在的问题是抓紧将这些名老中医的经验继承下来，学习他们的学术思想，学习他们的临床经验，学习他们的医德医风。这是时代的需要，是发展中医的需要，是培养年轻一代名中医的必由之路。

我过去曾讲过要做一名"铁杆中医"，有人对此产生误解，认为这是"保皇党"、保守派。我所说的"铁杆中医",就是要立足自身,坚信中医,坚守中医,同时要做好中医与现代尖端科学的结合。中医本身就是尖端科学,两个尖端科学结合,那就是更好的医学。中医药在治疗SARS中的作为、国医大师王绵之教授对航天员的养生调护及特效药应用,不是很能说明一些问题吗?我所说的"铁杆中医",不是不学习科学,而是要站在现代科技的尖端层面,这样结合,中医才会发展。我们应该相信,只要特色不丢、优势常在、传承不息,中医药必将为呵护人类健康再立新功。

要学习好中医,就要从经典入手,因为经典是中医学之根,是后世各家学说之源头,必须下一番功夫才能学好。"不经一番寒彻骨,哪得梅花扑鼻香!"而要学习好经典,还必须注重临床实践。老百姓之所以对中医信赖,是因为中医疗效是肯定的,是经过几千年临床实践所证明了的。临床实践是中医的生命线,离开临床实践,就无从证明中医理论的正确性。中医学的方法论,是完全符合唯物辩证法的实践论、符合哲学的系统论的。

十年树木,百年树人。要发展中医,就要抓紧抢救老中医学术经验,许多老中医带徒、办名医传承班,这是很好的传承方法。抓紧时间整理老中医的经验,上对得起祖宗,下对得起百姓,这不但是对中医学术发展的贡献,也是对人类健康事业的积极奉献。希望更多的名老中医毫无保留地将自己的学术经验撰写出来,传承下去;也希望更多的中青年学子虚心地、踊跃地加入师承的队伍,使岐黄之术薪火相传,不断发扬,更好地为全人类的健康服务!

说起来,我在河南有两位祖宗,一位是医圣张仲景,算是我们中医人的共同祖宗;一位是邓氏的祖宗,邓氏祖地在河南邓县(现邓州市),从中原南迁广东珠玑巷,我是第25代,500年前我们是一家。所以我对河南有一种自然的亲切之感,对河南中医更是有着特别的关注之情。

今闻河南同仁计划编纂该丛书,我非常高兴,这不但是河南中医界的盛事,也是我们国家中医界的盛事。这部巨著,是为名老中医学术经验的传承做了一件大好事,值得庆贺。在其出版之际,聊述几句,以表一位期颐老者的意愿心境。

是为序!

国医大师 邓铁涛

2017 年 11 月

前　言

中华医药，肇之人祖，岐黄问对，仲景垂法。

中原大地，是中华灿烂文化的重要发祥地，也是中医药文化的发源地、医圣的诞生地。在这片沃土上，有两部著作名垂青史，流传千古。一部是《黄帝内经》，它是中医学第一部经典大作，为中医学的传播与发展奠定了理论基础。其具体编著者虽无可考，但与中华民族的先人——黄帝是密不可分的。书中采用黄帝与大臣岐伯等对话的方式，对人类生命科学进行了详尽而科学的讲述。而黄帝出生于河南新郑，他的智慧使得中医药学跻身于世界医学之林。另一部是《伤寒杂病论》，该书创立了中医基本理论与临床实践相结合的辨证论治体系，为中医临床学科的发展开辟了无限法门。其作者是东汉时期河南南阳人士张仲景，他的治学态度是尊重先人，尊重实践，独立思考，敢于创新，用他的话说就是"勤求古训，博采众方……并凭脉辨证"。书成之后被奉为中医经典之作，张仲景则被后世尊为"医圣"，为人们所景仰。

继"医圣"张仲景之后，中原大地以其悠久的历史及丰厚的文化底蕴，为中医药事业的继承与发展做出了卓越贡献。当我们站在黄河岸边回溯历史的时候，历代名医包括他们的名著犹如灿烂的星光闪烁在我们面前。比较著名的如南朝时期的褚澄与其《褚氏遗书》，隋代甄权与其《针经钞》，唐代孟诜与其《食疗本草》，宋代王怀隐与其《太平圣惠方》，金代张子和与其《儒门事亲》，元代滑寿与其《十四经发挥》，明代李濂与其《医史》，清代杨栗山与其《伤寒瘟疫条辨》、吴其濬与其《植物名实图考》等，还有近代陈其昌与其《寒温穷源》、陈青云与其《痘疹条辨》、刘鸿恩与其《医门八法》、龙之章与其《蠢子医》等，他们为河南乃至全国中医药事业的发展与提高做出了不可磨灭的贡献。

中华人民共和国成立以后，河南中医药事业得到了长足的发展。随着河南中医药大学（原河南中医学院）及各级中医院的先后建立，一大批名家出现在教学与临床岗位上，他们为河南中医药的教育、医疗和科学技术的发展，倾尽全部心血，可谓"鞠躬尽瘁，死而后已"。他们中的杰出代表有国医大师李振华，国家级名医石冠卿、赵清理、杨毓书、高体三、吕承全、邵经明、武明钦、郭维淮、乔保钧等。他们秉承张仲景、孙思邈"大医精诚"之旨，怀仁心仁术，志存高远；为人民服务，任劳任怨；教年轻学子，挑灯备课；为病人除恙，废寝忘食；他们学术渊博，通晓经典，经验丰富，技术精湛；他们在百姓心中，犹如华佗再世，高山景行。他们教书育人，桃李满天下。我们为有这样的先辈、老师，感到骄傲、自豪。

时光荏苒，岁月飞逝。一批老前辈已经驾鹤西去，健在的专家、学者多已垂垂老矣。如何将他们的学术思想与临床经验记载于史，传给后人，将是摆在我们面前的迫切任务。我们要以抢救"国宝"的紧迫感去承担这项任务，以敬畏的心态去承担、去做这件事。初步统计，急需整理的全省著名专家有近百名，我们将分批整理，全部出版问世需要五六年时间。这次整理工作必须以严谨的科学态度，精细的工作程序，一丝不苟地去设计，去编撰。要坚持"信、达、雅"的写作态度，做到内容准确可信，行文畅达通顺，词语得体文雅。而要做到这一点，认真是第一位的。正如中医大家岳美中先生在《名老中医之路》第二辑"序"中说，对于编辑老中医经验这样的书，要有"手里如同捏着一团火"的责任心，看准了的事就要做到底，做出成果来，精心设计，虚心征求，细心组织。

对于本丛书的学术与临床价值，我们总编委员会在召开第一次会议的时候，就有所评议。这种评议是从20世纪80年代出版的《名老中医之路》谈起的。当时中医宿老吕炳奎在该书"序"中写到，"这有利于鼓励广大青壮年中医师进一步下苦功深入研究和精通中医药学，有助于当今一代名中医的成长，而这正是青壮年同道们应当努力的方向"。该书"编者的话"中谈到，这样的书有利于一代新名医的成长，有利于改善中医教育工作，有利于中医学术"与时俱进"地发展。反复阅读老前辈的话语，如同当面教诲，沁人心脾。本丛书虽然只是记载河南省现当代名医的经验，但它的影响会波及全国，甚至于海外。这对于传承中医、培养中青年中医名家，是教科书，是经验书，是师承必读之书，必将在河南中医药事业发展史上留下浓墨重彩的一笔。

对于本丛书的编写与出版，还有一位老人在默默地关心着，他就是为这套丛书作序的国医大师、年高一百零一岁的邓铁涛教授。丁酉初秋，在总主编郑玉玲教授的带领下，我们一行四人南下羊城，专程拜访了邓老。当天上午十时许，邓老在其子邓中光教授的搀扶下，高兴地在客厅接见了我们。只见邓老红光拂面，精神矍铄，在我们问候邓老之后，邓老开口道："丛书进程如何？"又问道，"何时可以出版？""希望这套丛书能走向全国！"邓老的关心使我们非常感动。回郑后，总编委员会及时召开了会议，对邓老的关怀做了传达。并表示，不辜负老前辈的关心与期望，希望尽快能让邓老看到这套由他作序的丛书。

在此，谨对邓老表示诚挚的谢意！并遥祝邓老椿龄无尽，福寿康宁！

同时，对河南中医界的老前辈，关心中医药事业发展的老领导，关心、参与丛书编著、出版的同仁，表示衷心的感谢！

丛书编委会

2017 年国庆

目 录

注：本书中第三章、第四章验方均上目录，其他处同级标题为简明扼要，不在目录中出现，特此说明。

第一章

医家传略

一、苦难的童年

张东岳幼年时家境贫寒，半岁时（1937年7月）日本即大举入侵中国；5岁时（1942年）蒋介石下令扒开了黄河，造成洪水泛滥，张东岳的家乡豫东南地区一片汪洋，灾情极其严重，房屋倒塌，死伤无数，幸存者流离失所，无家可归，携儿带女逃往外乡。

张东岳两岁时，背部生大恶疮（上搭手，下搭手），"七百天，痛难当，曾绝气，命将亡，已整好，放草上，恰这时，舅来望，不让扔，又复康"。

张东岳5岁时随父母乞讨于外乡，沿途经漯河、西平县、遂平县、驻马店、确山县、信阳明岗和肖店等地。不论恶风暴雨之天，还是大雪封门之日，天天都要出去讨饭，不然就要忍饥挨饿。3年之中，饱受艰辛，苦不堪言。就在这时父亲又患了重病，更是雪上加霜，无钱医治，只能苦熬，险些丧命。在万般无奈，走投无路的情况下，父母只好忍痛割爱，把13岁的姐姐送人做了童养媳。后来姐姐随婆家逃荒到安徽阜阳地区，生活也是很苦。为了讨个活命，婆婆家又把她给"卖"了。说是"卖"实际上就是给了几个馍而已。

在逃荒的路上，赶上了麦收季节。一天中午，11岁的大哥从外面回来，走到住地大丁张村一家麦田地头，这家人是大地主，非说大哥偷了他家的麦子，就把大哥给活活打死了。实际上哥哥并没有偷他们的麦子，而是沿途拾了几个麦穗，拿在手里。哥哥死后，全家人悲痛至极，哭天天不应，上告又无门，只好忍着悲痛，离开此地，继续外逃。不久3岁的妹妹也因多日吃不到东西，而被活活饿死了。

就在这一年（1942年），爷爷、奶奶、大伯、伯母，以及三叔、四叔全家共十八口人被滔天的洪水夺去了生命。黄河决口使黄泛区几十、上百万的人无家可归甚而丧命。

二、重见艳阳天

黄水过后，张东岳回到家乡，随父母开荒种地，割草拾柴。1949年，一声春雷响，全国人民得解放，中华人民共和国成立了，张东岳家和全国人民一样得到了彻底翻身，分到了田地，过上了有吃有穿、民主、平等、幸福的生活。

这一年（1949年）张东岳已经13岁了（1949—1953年，在小学读书），也有了上学的机会，这是过去做梦也不敢想的。他真是高兴极了，热情很高，积极向上，奋发进取，每日学习至深夜。次日鸡鸣又起床，时间抓得很紧，手不释卷，如饥似渴，用4年时间读完了小学6年的课程。进取心很强，入学的第一年就申请加入了共产主义青年团。

进入中学后（1953—1956年，在西华第一初中上学），张东岳更知道知识的宝贵、时间的重要，学习更加努力，毕业时因品学兼优，由学校推荐，经许昌专署批准，被免试保送至西华第一高中。

进入高中后（1956—1959年，在西华第一高中上学），张东岳担任班上的班主席，既要好好学习，又要带领全班同学参与一些有益的校内活动，时间很紧。张东岳想，别人能学到、办到的，他经过努力也应该能学到、办到。张东岳就采用人一能之我十之、人十能之我百之的办法，不厌其烦地一遍遍地学、一遍遍地做，"铁杵磨针"，"滴水穿石"，功到自然成。高三毕业时，张东岳被评为三好学生、模范学生、勤工俭学积极分子，参加了全县劳模大会，受到了西华县人民政府的表彰和奖励。

在小学的最后两年和初、高中6年的8年学习之中，因家里没有钱，张东岳全靠背馍（红薯等）上学，每次背一至两星期的馍，每顿用布兜包好，吃饭时送到学校的食堂给热一热，吃过后喝点水。就这样8年过去了，张东岳没有感到过苦，而且觉得生活过得很充实，很实在，很快乐。

三、走进中医高等学府

1959年张东岳考入河南中医学院（1959—1963年，在河南中医学院上学），师从于名医司万青、王庚贤两位老师，从此潜心医学，攻读岐黄，遍览古今医学名著。在校期间，一边上课聆听教授理论知识讲解，一边跟师临床实践，收益很大。

在校期间，张东岳也和同学们一起，经常利用课外时间参加一些院内公益活动，如在教学楼、病房楼、大礼堂建设中做些可做之事；到药圃种药、认药，挖鱼塘；到药剂科制药；参与由手工操作变机器操作的改造创新（如制作电磨、电碾槽、电切药机）；上山采药等。

在校期间，张东岳曾担任河南中医学院团支部书记，河南中医学院医院团总支宣传委员，河南中医学院校团委组织委员。由于院领导的关心支持、老师的谆谆教导、周围同志的热情帮助，加之张东岳学习努力、积极热情、工作认真、踏实肯干、尊敬老师、团结同学，1959年12月被评为河南中医学院医院先进工作者；1960年7月1日被河南中医学院团委评为青年红旗手；1961年又被评为河南中医学院医院先进工作者；1962年被评为郑州市卫生模范；1963年毕业时被评为河南中医学院优秀生。毕业后留河南中医学院第一附属医院工作至今。50年来一直从事于中医肛肠外科的医疗教学科研工作。

四、甘作人梯，培育新人

世界各国在竞争，是比科技高尖精，科技发展靠人才，人才愈多国愈兴。

张东岳是学生出身，深知知识的重要、人才的重要，他坚信"人才第一论"，没有人才，其他休想。为了给国家培养更多更好更有用的骨干人才、专科人才，张东岳几十年如一日地尽心竭力，默默耕耘，孜孜不倦，采用多种方式、多种渠道进行授课讲学，曾教本科班、大专班、西学中班、进修班、师承班、护士班，以及各种类型的中短期学习班，乡村医生培训班，全国或省市级学术交流班，深入市、县、乡的讲学班等。张东岳培养的学生遍布全国各地（也有韩国学生），可谓桃李满天下。他们当中的一些人成了主任医师、教授、院长、人大代表等，成为一方名医、专科骨干、世人健康的护卫者，为医学事业的发展和肛肠学科的建设尽了绵薄之力。张东岳也曾当过班主任，教书又教人，把学生当作自己的兄弟姐妹，对全班70多位学生一一进行家访，对每个学生的家庭情况和个人表现了如指掌，和学生同吃、同住、同学习、同娱乐、同劳动，并利用课余时间组织学生参加一些有益的社会活动，如上山采药、改造金水河、修建二七塔等义务劳动，使他们得深入社会，了解省情、市情，增长知识和才干，锻炼自己，造福人民。

为了搞好教学工作，张东岳将几十年在医、教、研实践中拍摄收集的典型病材，加以精选，录制成教学录像带"肛肠病影视录"，理论与实际结合，直观与讲述同步，使学习者印象深、记忆快；且对肛肠病诊治有很大帮助，对我国肛肠病学科的发展起到了较大的促进作用。自2002年张东岳担任全国老中医药专家学术经验继承工作指导老师后，国家卫生部对全国各省的师承生提出要求，即"读经典、跟名师、多临床、常总结、再创新"，张东岳为了更好地完成这项艰巨而光荣的任务，制定了切实可行的教学法，认真带教，随时答问，专题研究，定时讲解，著书立说，撰写论文，经常总结，不断创新，力争把学生培养成新一代名医、中医骨干人才，为世人健康效力。

张东岳曾于1987—1990年四次被评为河南中医学院"三育人"先进教师。1990年被评为郑州市"三育人"先进教师。

2008年9月张东岳被中华中医药学会授予"全国中医肛肠学科名专家"称号。

2009年8月张东岳被中医药高等教育学会授予"肛肠专业高等教育知名专家"称号。

2010年张东岳被中医药高等教育学会授予"中国中医肛肠教育突出贡献名专家"称号。

五、热心学会工作，积极开展学术活动

1980年7月在福州市召开的中华全国中医学会第一次肛肠学术会议上，成立了

中华全国中医学会肛肠学会，这个学会是由中医、西医、中西医结合医三支力量组成的。

卫生部对这次学会十分重视，副部长崔月犁到会，并作重要讲话，且一直参会到底。河南有三位代表参会（河南中医学院张东岳、开封鼓楼医院李浩春、郑州向阳医院宋光瑞），并当选为全国肛肠学会委员。他们回来后在河南省卫生厅、河南省中医药学会的大力支持下，经过积极筹备，于1980年12月在开封召开了河南省首届肛肠学术会议，卫生厅及学会领导景广卿、李振华、许邵之等参会并讲话，全国肛肠学会秘书长（北京的史兆岐教授）和委员（江苏南通市的刘爱华教授）也参会支持，并作学术报告。经过充分讨论，参会全体代表选举，张东岳当选为河南省肛肠学会主任委员，李浩春、宋光瑞当选为副主任委员。

在各级领导的关心与支持下，在上级学会的指导下，张东岳在专科建设、人才培养方面竭尽全力，积极开展学术活动。30年来，张东岳迎难而上，克服种种困难，主持召开了十余次省级以上（含一次全国、一次中南六省）肛肠学术会议，参与并支持组织了十余次全国肛肠学术会议。发信函、征稿件、写论文、搞汇编、组织会等，心血和汗水凝聚在一起，迎来了学术的飞速发展，为河南省及全国的肛肠学科的建设和发展尽了绵薄之力。

2010年10月张东岳被中华中医药学会肛肠分会授予中华中医药学会肛肠分会30年发展突出贡献奖。

2010年10月张东岳所在的名医工作室，被中华中医药学会肛肠分会授予全国中医肛肠学科先进名医工作室称号。

2011年5月，张东岳被河南省中医（中西医结合）肛肠学会授予河南省肛肠学会三十年特殊贡献奖。

2015年10月，张东岳被中华中医药学会肛肠分会授予中华中医药学会肛肠分会中医肛肠事业特殊贡献奖。

六、调查研究，建言献策，深入县乡，义诊讲学

张东岳作为第六、七届河南省政协委员和河南省监察厅特邀监察员，积极调查研究，建言献策。多年来在党和政府的正确方针政策的指引下，张东岳与全体

委员一起，同心同德，努力奋斗，广泛团结各民主党派、人民团体、各界爱国人士，在专委会和卫生厅有关领导的带领下，深入基层调查研究，义诊讲学，寻找良策，坦诚建言，及时反映社情民意。

（一）多年来提出如下多项提案

（1）农村合作医疗应当恢复和加强。

（2）中医要发展，剂改需先行。

（3）"文革"中无偿占用的高校房地产等应如期归还。

（4）农村医疗卫生工作应当加强。

（5）河南中医学院第一附属医院病房大楼应当新建。

由于党和政府的高度重视，以及各有关部门的大力配合，这些提案都分期分批地得到了落实。

（二）调查研究，义诊讲学

多年来张东岳曾随河南省政协教科文卫体委员会和河南省卫生厅联合调查组到全省各地市、县、乡村，对有关工作开展情况进行全面调查，方式是：①发放问卷；②口问手写；③召开座谈会等。然后汇总各地情况，写出书面总结，上报河南省政协、河南省卫生厅，为领导决策提供翔实资料，为促进中原经济发展、河南振兴献计出力。

每到一处，张东岳还要进行义诊讲学，以提高基层医务人员的理论水平和诊疗技能，方便地方群众诊病就医，提高健康水平。张东岳几十年如一日，从不间断，走遍了省内东西南北的几十个县市。2004年1月张东岳被评为河南省文化科技卫生"三下乡"先进个人，受到表彰。

（三）及时反映社情民意

有几位省级医院的干部职工，8年前他们的职称级别晋升后却一直没有和工资挂钩，后来他们都相继退休了也没有解决这个问题。这些同志很有意见，就将此情况写成了书面材料，那时正值春节过后，省里召开人大、政协会议，张东岳就将此材料通过有关程序转交给省人事厅厅长，此问题迅速得到了落实解决。这些同志很高兴，这不仅解决了矛盾，也密切了人民群众与党和政府的关系。

七、著书立说，传授经验

张东岳曾参与编辑了多部医学专著，为我国肛肠学科的理论建设和学科发展做出了应有的贡献。

（1）1984年参加编写了《中国大肠肛门病学》一书，张东岳编写的部分约20万字，并任编委。全书共110万字，内容浩瀚，切合实用，1985年10月出版发行并在同年举办的香港国际书展上被评为精品图书。

（2）1991年参加了《中国肛肠病学》一书的编写，全书共39章，1700余页。张东岳编写约10万字，并任编委。该书熔古今中外于一炉，集百家之长于一体，既突出中医特色，又吸取了当代中西医结合和现代医学的新成果、新技术。它对于推动我国肛肠学科向纵深发展起到积极的作用，也对国际肛肠学科有较大影响。该书于1996年6月由山东科学技术出版社出版发行。

（3）张东岳主编了《中西医结合肛肠病学》一书。全书共24章，是肛肠外科中西医诊疗的专著，广采博搜，去芜存菁，既突出中医特色，又体现时代气息，中西结合，融会贯通，体现了由博返约与求实精神，以实践性、实效性、科学性为宗旨。内容充实，文字简练，深入浅出，通俗易懂。该书于2004年8月由北京中国文联出版社出版发行。

（4）张东岳主编了《肛肠病影像真诠》，这是一部内容丰富、影像清晰、文字简练的医学专著。全书共18章，内容包括肛肠疾病的病因病理、临床症状、诊断和鉴别诊断、治疗等。以影像为主，配以简要的文字说明，形象地展示了数十种肛肠疾病的体态征象。以直观、新颖、醒目的画面定型于纸上，更加方便读者掌握每种疾病的体征，阅读后一目了然，印象深、记忆快。该书于2010年7月由北京军事医学科学出版社出版发行。

（5）张东岳主编了《肛肠病临证汇海》。该书是2010年7月出版的《肛肠病影像真诠》一书的姊妹篇，前书以影像为主，将数十种肛肠疾病体态征象展示于众。该书以文字为主，系统介绍了肛肠疾病的病因病理、症状表现、检查诊断、治则方药等，重点介绍了张东岳从医50多年来对肛肠疾病的诊治经验、手术新法、方药研制，术式如"环痔双桥术""肛瘘开窗术""肛裂松解术""脱肛三联术""汗炎保岛术";方药如"秘宝康""畅尔舒""肠健平""脏毒清""谷道安""平疣散"等。该书分上、中、下三篇,上篇着重讲述张东岳的学术思想和经验传承;中篇重点记述张东岳对肛肠科常见及部分疑难疾病的研究;下篇专述张东岳自研的新术式、自制的新方药,以及83篇肛肠病经典医案。张东岳将毕生积累的经验,毫无保留地呈现在《肛肠病临证汇海》一书中。

(6)张东岳发表学术论文30余篇。

八、精研方术,造福患者

50年来,张东岳在从事中医肛肠外科的医疗实践中,治疗了数以万计的肛肠病患者。为了达到根治目的,提高治愈率,降低复发率,防止术后并发症,张东岳对各类疾病的病因病机进行了深入研究,创立了多种新术式,研制了多种新药方。

如精心设计研制了环状混合痔"分段结扎留双桥术";该术式肛管皮肤及直肠黏膜保留充分,损伤小,愈合快,疗程短,可避免术后肛门狭窄。

研制了治疗大面积复杂肛瘘的"开窗留桥术";该术式切口小,肌肉皮肤损伤少,愈合快,疗程短,可避免术后肛门失禁和瘢痕过大牵拉肛管,引起术后不适。

研制了治疗陈旧性肛裂的"松解术"。张东岳根据多年来临床经验得知肛裂的发病"十裂九紧",因为肛门紧小,排便努挣,容易撕裂挣破,故愈裂愈重。根据中医治病原理,提出了"紧者松之"的治疗法则,研制出了新术式"松解法"。该法简便易行,痛苦小,疗效好,疗程短,无并发症和后遗症,治疗彻底,基本无复发。

研制出了治疗直肠全层脱垂的新术式"三联术"。直肠脱垂是全身疾病的局部表现,故治疗必须既注重局部,又注重全身。同时,本病以虚为主,其症状为"松、下、滑、脱"。"脱"是标,"虚"是本,故治疗必须"紧、固、粘、摄、举、益"。"三联法"正是根据这样的原理研制出来的,即"结扎除滑脱,注射使粘连,环缩医失禁,脱肛病愈痊"。以上这些术式,方法简便,易于操作,痛苦小,疗效好,疗程短,愈后无并发症和后遗症,复发率低,医生愿意使用，患者乐于接受，故很快在国内得到推广使用。

研制出几十种新方药，例如：①治疗肛门直肠疾病的外洗方药，痔瘘洗剂、谷道安、葱硝汤、平疣散、阴痒康、痒息平；②治疗直肠脱垂用的注射剂（脱能康）、洗剂（灵通汤、梅五汤、葱韭汤、脱福康）、内服药（芪仁固脱宝）；③治疗大肠息肉与息肉病用的保留灌肠剂（干枝梅煎剂），内服方（消息灵、白金康息宝）；④治疗疮疡用的内服方（疮愈安）；⑤治疗各型各类结肠炎用的内服方（肠健平、肠清舒、理肠宝、肠怡舒、肠舒安、肠炎康等）、敷脐剂（春晖止泻宝）；⑥治疗各型便秘用的内服方（槐米茶、增津宝、宣达散、煦晖培元丹、五子白芸汤、热秘荃、秘宝康、畅尔舒等）、保留灌肠剂（天龙肠腑安）；⑦治疗结、直肠癌用的内服方（消瘤散、脏毒清）；⑧治疗性传播疾病如尖锐湿疣、梅毒等用的内服方（万灵清毒丹）；⑨治疗肛门失禁内服方（斯可福）；⑩治疗肛门病手术后，小便癃闭不通用的溲可通、溲泉通、香柳饮；⑪治疗小便失禁用的正泉灵、控溲仙；⑫治疗淋病用的清淋汤；⑬手术后止痛用的坐浴药痛息安等。

"工欲善其事，必先利其器"。医生要想治好病，没有好药是不行的，所以张东岳在长期临床工作中，经常注意总结，研制出以上诸方，方便临床运用，利于教学培养人才，造福于广大患者。

夕阳虽已晚，红霞尚满天，愿将余热献人民！

天天学习不停步，人生百年不虚度；勤奋工作为民，清清白白做人。这是张东岳的座右铭。

第二章

学术思想

张老自幼好学，勤奋努力，于1959年考入河南中医学院，熟读岐黄，潜心攻医，1963年毕业以优秀生留在河南中医学院第一附属医院工作，先后研读《黄帝内经》《伤寒论》《金匮要略》《脾胃论》《外科正宗》等多部中医典籍，经典医籍多能背诵。从事中医肛肠专业后，努力学习基本解剖和手术操作，甚至到了忘我的地步。他认为，学医的重要目的就是临床，就是为病人服务。学习基本知识要下苦功夫，只有掌握了医学知识，才能真正地为病人解除痛苦。曾有一位慢性结肠炎患者，腹痛时作，久治不能缓解，后在他院治疗取效。张老听说后即亲至患者家中查看病历，发现理法均与自己辨证吻合，所异者，处方中仅多了一味中药——白屈菜，返家后即查阅相关资料，发现《救荒本草》有记载，屈菜有清热解毒、止痛止咳之功效。他即要求医院购进该药，后随症加减，效如桴鼓。现在张老虽然年事已高，但仍不停歇，每年都坚持参加全国的专业学术活动，掌握最新信息，了解专业的发展动态。现将张老近50年的学术思想简介如下。

一、学术渊源

张老考入河南中医学院后，发奋努力，熟读岐黄，潜心攻医，非常重视经典医籍的学习，先后研读过《黄帝内经》《伤寒论》《金匮要略》《脾胃论》《外科正宗》等中医典籍，深明医理，谙熟脾胃后天调护之道。其学术受《黄帝内经》、李东垣《脾胃论》及陈实功《外科正宗》等影响较深。

1.《黄帝内经》的影响

脾胃学说源于《黄帝内经》，是中医理论体系的重要组成部分。《黄帝内经》认为脾胃在人体脏腑生理活动中占有至关重要的地位。具体描述有："脾胃者，仓廪之官，五味出焉"（《素问·灵兰秘典论篇》）；"五脏者，皆禀气于胃。胃者，五脏之本也"（《素问·玉机真脏论篇》）；"脾主为胃行其津液"（《素问·厥论篇》）；"脾脉者土也，孤脏以灌四傍者也"（《素问·玉机真脏论篇》）等。脾在脏属阴，恶湿而喜燥，其气主升，主运化水谷精微；胃在腑属阳，为水谷之海，恶燥而喜润，其气主降，主受纳腐熟水谷。二者同居中焦，阴阳互济，共同维持人体受纳腐熟水谷、运化饮食精微、生津化血、升清降浊等生理功能。故称脾胃为"生化之源""后天之本"。同时在五脏气机的升降出入方面，肝气从左而升，肺气从右而降。心为阳脏，气布于表；肾为阴脏，气治于里。这些升降出入运动均有赖于脾胃的转枢作用。若遇饥饱失常、劳逸过度、七情内伤等因素影响，则脾胃易于受病而成寒热虚实诸证。脾病则水谷精微不能化生，清阳不升，故病多虚证，易从寒化，症见腹胀、腹痛、纳呆、便溏、倦怠、乏力、懒言，以及畏寒、肢冷等。胃病则腑气不通，浊阴不降，糟粕不行，病多实证，易于化热，易与邪结，故病多从热化，症见身大热、大汗、大渴、脉洪大，或痞满燥实等阳明腑实证。《黄帝内经》对脾胃生理功能、病因病机、证候诊断及治疗等的论述奠定了脾胃学说的基础。

2.《脾胃论》的影响

李东垣师从于张元素，在张元素重视脾胃的思想指导下，通过长期的临床实践，再进一步发挥，提出了"内伤脾胃，百病由生"的观点，在金元四大家中创立了具有深远影响的脾胃学说。张老论述了脾胃的生理、病理，系统阐释了脾胃与元气的相互关系，认为脾胃是决定元气盛衰的关键。内伤病的形成是元气不足的结果，而元气不足是由脾胃损伤所致。人以元气为本，而脾胃为元气之本，是全身脏腑气机升降的枢纽，与整个机体的关系非常密切。故内伤病都有脾胃虚弱，而气机升降失常是内伤病的关键，导致脏腑四肢发生各种病变。因而提出"脾胃之气既伤，而元气亦不能充，而诸病之所由生也"和脾胃气虚阴火说，认为谷气上升，脾气升发，元气充沛，阴火潜藏，反之阴火上冲则发为诸病；胃气的升发有赖于阴火的潜降，而阴火的潜降有助于胃气的升发。在治法上主张培补元气、补益脾胃、甘温益气等，用药偏重于补气升阳，常用柴胡、升麻、防风等作为使药，创立了补中益气汤、升阳除湿汤等名方。该学说至今在中医基础理论及临床上仍有着重要地位。

3.《外科正宗》的影响

明代陈实功的《外科正宗》是一部代表明代以前外科学成就的重要文献。该书详载病名，各附治法，条理清晰，后人有"列证最详，论治最精"之评价，历来为研究中医外科者所重视。该书重视脾胃，认为"痈疽虽属外科，用药即同内伤"，因脾胃为后天之本、气血生化之源，气血盛衰关系到疮疡的发生、发展、预后与转归，故提出了"疮全赖脾土"的学术思想，对中医外科的辨证论治有重要的指导意义。自序中指出"内之症或不及其外，外之症则必根于其内也"，而"脾为仓廪之官，胃为水谷之海。胃主司纳，脾主消导，一表一里，一纳一消，运行不息，生化无穷；至于周身气血，遍体脉络，四肢百骸，五脏六腑，皆借此以生养"，"气血者，人之所原禀……人之命脉，全赖于此"。提出"得土者昌，失土者亡"的论点，认为疮疡的发生、发展、预后与转归均与气血盛衰有密切关系。"脾胃盛者，则多食而易饥，其人多肥，气血亦壮；脾胃弱者，则少食而难化，其人多瘦，气血亦衰"。气血盛则不易感受外邪，气血虚则易生疮疡。即使生疮后，气血充盛则因正气的箍集围聚和收束疮毒作用而易起发、破溃、收口，即"气血胜毒则顺"，因此预后好，病程短。反之，气血虚者难以起发、破溃、生肌收口，"毒胜气血则险"，故"疮全赖脾土，调理必要端详"。具体表现在以下几个方面：调护重视脾胃，平时调养"节饮食，调寒暑，戒喜怒，省劳役，此则不损脾胃也"，疮疡溃后"切要不可太过，惟忌者，生冷伤脾，硬物难化，肥腻滑肠，故禁之"。不论标本缓急，主张先调理脾胃，"候泻止、呕定、食进，方再治疮"。疮疡初、中、后期均顾护脾胃，初期"元气未弱，治当随症迎刃而解"，但要"中病即止"；中期"内脏原无深毒，亦且毒发于表，便宜托里以速其脓"；溃后"五脏亏损，气血大虚，外形虽似有余，而五内真实不足，法当纯补，乃至多生"，"盖托里则气血壮而脾胃盛"。慎用寒凉，认为"诸疮原因气血凝滞而成，切不可纯用凉药"，"多致气血冰凝，脾胃伤败，使疮毒不得外发，必致内攻"，当"温暖散滞、行瘀、拔毒、活血药用之方为妥当"。

《外科正宗》同时非常重视外治，改变了当时重视内治、排斥外治的思想认识，这也是陈实功的突出成就之一。具体表现在创立了多种手术方法，如针刺排脓法、挂线法等，其中许多治疗方法仍为现今所采用。外治法中独重祛腐，主张使用腐蚀药、药线等清除顽肉死肌，促使毒邪排出体外，创制了生肌玉红膏、枯痔散及三品一条枪等有效外用药剂。

张老在继承祖国医学脾胃理论和外治理论精粹的基础上，通过常年的临床工作，总结出了丰富的临证经验心得，形成了有自己鲜明特色的治疗肛肠病的学术思想。

二、主要学术思想

1.重视调补脾胃

张老遵《黄帝内经》之旨，继承李杲、陈实功之说，十分重视脾胃后天之本的重要作用。张老认为，脾主升清，胃主降浊，若脾胃发生病变，纳运失常，则多以滞塞不通为病。尤其是肛肠疾病，脾虚失运，小肠不能分别清浊，大肠传导无力，气机郁滞，湿热流注于下，阴火窜攻于上，则发为诸病。故调理脾胃时强调以通为要，切忌呆滞。

《素问·刺法论篇》云："正气存内，邪不可干。"《素问·评热病论篇》云："邪之所凑，其气必虚。"张老认为，在疾病的发展变化过程中，邪正盛衰决定着最终的转归，疾病的发生皆与感邪之后，正气虚弱不能驱邪外出，致邪气留恋密切相关。故治疗中除擅长运用消法祛邪外，十分重视扶助正气，强调祛邪不伤正，扶正以祛邪，以使"正盛邪自却"，顽疾因而向愈。

张老十分推崇陈实功"疮全赖脾土"的学术观点，"外科尤以调理脾胃为要"，认为脾胃气血盛衰与外科疾病的治疗、预后与转归均有密切关系，把重视脾胃的观点始终贯穿于临床各类疾病的证治之中。《景岳全书·脾胃》也强调"故凡欲察病者，必须先察胃气；凡欲治病者，必须常顾胃气。脾胃无损，诸可无虑"。治疗中对于胃气虚弱者，要调理脾胃，如果药过寒凉，损脾伤胃，则往往导致病情恶化；对脾胃虚弱难耐汤药者，也可配合应用中药外洗、敷脐、针灸、按摩、食疗法。

基于以上看法，张老十分注重温养脾胃，《难经·第十四难》指出："损其脾者，调其饮食，适其寒温。"在日常生活中，应养成良好的生活习惯，饮食要有节律，勿饥饱失常、饮食偏嗜，脾胃虚寒者要避免生冷油腻之品，阴虚内热者忌食辛辣刺激之物，调养得法，始能持久。

2.辨病与辨证相结合

辨病就是辨识具体的疾病。任何疾病都有其自身特点，代表了本病全过程的特点与规律，是疾病的根本性矛盾，所以疾病诊断明确，就抓住了其发生发展的规律，以及与相关疾病的鉴别。但以往中医文献中的中医诊断过于笼统，名称繁多，不能明确表达本病发生的部位和疾病的性质，转归、预后也多有不同，故张老主张用西医的辨病、中医的辨证来诊疗，以更好地把握。当前肛肠专业的部分疾病如大汗腺炎、坏死性筋膜炎、骶前畸胎瘤、家族性腺瘤性息肉病、出口梗阻型排便障碍等，在中医古典医籍中的记载比较笼统或随意，仅描述为蜂窝瘘、烂疗等，甚至没有病名，如此解释医患双方均不满意，所以要与时俱进，辨病明确。

证则反映了疾病当前所处阶段的主要矛盾，中医外科疾病（包括肛肠疾病）的辨证不仅要辨全身症状，也要辨局部症状，二者不能混淆，也不能互相代替。张老认为，局部辨证可能为邪实，全身辨证也可能是正虚，宜分别对待，不可一概而论。辨证是中医的灵魂，是中医的优势所在。

病与证从不同方面揭示了疾病的本质，辨病与辨证不可偏废，二者的有机结合有助于深化对疾病本质的把握，使治疗更有针对性，因而更有效。

3.整体辨证与局部辨证相结合

张老特别强调整体观念，如肺在脏属阴，大肠在腑属阳，二者相为表里；脾主运化升清，大肠司传导化物，二者相互联系；任督二脉皆起于小腹，出会阴；足太阳膀胱经别入于肛，等等。他认为情志、六淫、饮食等因素皆可伤人，但必先伤于内，后发于外。如肛痈的发生，多与饮食不节、过食辛甘厚味，损脾伤胃，酿生湿热，下注肛门，阻滞经络，气血凝滞，热胜肉腐而成，故"外之症则必根于其内"。但其局部症状仅表现为肛周的红、肿、热、痛，发展迅速，溃后流黄稠脓液。严重者出现发热、恶寒、头痛、身困等全身症状，患者往往被误认为感冒，结果贻误病机。如果单纯地局部手术治疗，不辨证用药整体调理，虽暂时痊愈，以后还有再发的可能。部分患者局部检查发现肿疡，结硬疼痛拒按，是属邪实，同时有脾虚泄泻、懒言乏力，为正虚，属虚实夹杂，临床上经常遇到。所以张老一向主张要全身检查与局部检查相结合，整体辨证与局部辨证相结合，整体治疗与局部治疗相结合。如局部外用黄连紫草膏以清热解毒消肿，口服八珍汤以健脾益气养血。故局部病变也应以整体辨证来认识其发生、发展的过程。

局部辨证首先必须辨清楚阴证、阳证，否则举手便错。《疡医大全》曰："凡诊视痈疽，施治必须先审阴阳，乃医道之纲领。阴阳无谬，治焉有差！医道虽繁，可以一言以蔽之者，曰阴阳而已。"阴阳可以相互转化，或阴中有阳，阳中有阴，虚实夹杂。所以辨阴证、阳证不能限于一点，要从疾病的症状、性质、发展做全面深入的分析，才能提纲挈领，明确诊断，并拟订有效的治疗方案。肛门直肠位于人体下焦，湿邪趋下，易于阻滞气机，血脉凝滞，故肛肠病湿邪致病较多，如痔、直肠息肉、肛痈等。

以肛痈手术为例，张老认为：

（1）脓成即应手术治疗，不致脓毒流窜他处。

（2）外治法：术后初期宜用清热解毒、消肿止痛中药外洗，以清内蕴之湿热，并预防邪毒感染；后期慎用寒凉，宜用活血生肌中药外洗，以疏通经络，促进切口愈合。

（3）整体辨证治疗，以健脾和胃、益气养血为主，使一身气血调畅。

4.擅长外治与手术

张老不但重视脾胃，更重视外治与手术。《理瀹骈文·略言》曰："外治之理，即内治之理，外治之药，亦即内治之药，所异者法耳。医理药性无二，而法则神奇变幻。"宗陈实功《外科正宗》"痈疽虽属外科，用药即同内伤"之理论，创制了多种中药外用方剂，如消瘤散、谷道安、平疣散等，分别用于治疗脏毒、阴痒湿疮、枯筋箭等病。

如治疗泄泻，在辨证内服中药的同时，还应用清热祛湿收敛中药煎液以保留灌肠。痔病、肛裂等疾病在内服清热祛湿、润肠止血方药的同时，往往配合塞药法栓剂纳肛以清热止血，使药力直达患处。治疗脱肛，在用"芪仁固脱宝"方（张老自拟方）内服益气升提固涩的同时，还以"谷道安"方外洗以收敛消肿固涩。

张老在手术时有三个原则，即患者痛苦小、花费少、术后功能好，并创立和改良了多种手术方法，突出表现在如下方面。

（1）混合痔手术既要祛除病变痔核，改善症状，又要注意保留皮瓣与黏膜桥，预防肛门直肠狭窄。

（2）复杂性肛瘘手术，发明了"开窗留桥法"，采取开窗的办法减小创面，最大限度地减少组织损伤，缩短愈合时间，保护肛门功能。

（3）Ⅱ、Ⅲ度脱肛手术，发明了"脱能康"注射法，并在前人治疗基础上，提出了三联手术法：柱状结扎、三间隙注射、肛门环缩。张老形象地将三联手术法的手术机制总结为四句话："结扎除滑脱，注射使粘连，环缩医失禁，脱肛病愈瘥。"

（4）外治：如肛周水肿较重者，可用"葱硝汤"（张老自拟方）等外洗，以清热燥湿消肿止痛；"万灵消毒丹"（张老自拟方）内服以清泄内热，待水肿消失后再手术，以免术中过多损伤肛周皮肤，影响肛门功能。

5.治未病思想

张老谨守古训，非常推崇治未病思想，认为治疗时要有整体观，治其未病之处，以防止疾病的进一步发展。"正气存内，邪不可干"，因为正气不足，邪气才乘虚入内。针对肛肠疾病，也同样强调未病先防。以肛痈为例，肛痈的发生，不仅与胃肠湿热下注大肠多有关系，与人体气血盛衰也有密切关系。气血盛者，虽有邪气但不一定发病，反之则易发病。即使肛痈已成或破溃，气血充足则易于生肌长肉，使疾病早日痊愈。故张老非常注重脾胃，善于健脾祛湿，则湿热之邪难以发生；对于已成之邪，则内外治兼用以清热利湿，不使进一步发展。张老创制了防痔八法，自拟泄泻五忌歌、预防便秘六要歌等，在临证经验中详述。

三、临证经验

1.治疗便秘临证经验

便秘是指大便干结，排便间隔时间延长，或虽不干结，但排出困难，或便后有多种不适感的复杂症候群。便秘是临床常见病之一，也是一种疑难疾病。随着社会的发展和人民生活质量的提高，其发病率也呈增高趋势，其危害越来越受到临床专业的重视。中国医学对便秘的治疗有大量的文献记载，《黄帝内经》曰："脾、胃、大肠、小肠、三焦、膀胱者，仓廪之本，营之居也，名曰器，能化糟粕，转味而入出者也"，"故水谷者常并居于胃中，成糟粕而俱下于大肠"，"大肠者，传导之官，变化出焉。"正常情况下，人体处于"阴平阳秘"的平衡状态，消化功能正常，若打破这一平衡则可能出现便秘。

凡阳盛之体，外感风热，耗伤阴津，或热病之后，余热不清，留恋于胃肠，耗伤津液，均可导致大肠燥热而便秘。《丹溪心法·燥结》曰："邪入里则胃有燥粪，三焦伏热，则津液中干，此大肠挟热然也。"五脏之中，与气机关系最为密切的是肺、脾、肝三脏，肺气宣降，肝气疏泄，气机的升降出入均有赖于脾胃的中枢作用，若忧愁思虑，情志不舒，或久坐、久卧少动，三脏功能失调，皆可阻滞大肠气机，使通降失调，传导不畅而致便秘。张老尤为推崇清代陈士铎《石室秘录·大便闭结》"大便闭结者，人以为大肠燥甚，谁知是肺气燥乎？肺燥则清肃之气不能下行于大肠"。

便秘虽表现为大便干结，或不干结，但排出困难，腹部胀满，甚至干呕口臭等，似为实证；但张老认为，便秘的发生初起以实证为主，久病多虚，长期便秘患者以虚证多见，年老体衰、久病体虚等先后天因素造成气血亏虚、脾肾亏虚，实证较少，或气虚血亏津少，大肠失于濡润和鼓动无力，而导致便秘，治宜补虚通便，不宜滥用下法。清代李用粹《证治汇补·秘结》曰："虽有热燥、风燥、火燥、气血虚燥、阴结阳结之不同，要皆血虚所致，大约燥属肾，结属脾，须当分辨。"脾肾亏虚多因过用寒凉苦伐药物，长期攻下损伤阳气所致。《景岳全书·卷之三十四天集·杂证谟·秘结》指出："大便本无结燥，但连日或旬日欲解不解，或解止些须而不能通畅，及其既解，则仍无干硬。凡此数者，皆非火证，总由七情、劳倦、色欲，以致阳气内亏不能化行，亦阴结之属也。"

近年来，由于多种原因，泻药依赖性便秘的发生率越来越高，已经成为临床治疗的难题。滥用泻药的结果是排便愈加困难，便秘主观症状更加严重。现代医学研究认为滥用泻药能够导致肠神经系统不可逆性损害，治疗棘手。张老对该病进行了长期系统观察，认为其病机为肺气失宣，脾失健运，肾失温煦，属"虚秘"范畴，并确立了宣肺健脾温肾、理气润肠通便的治则，临床观察取得较好疗效。

（1）张老依据便秘的病因病机特点，提出祛浊、补虚、行气为治疗便秘的基本大法，将便秘分为如下几型论治。

1）热盛津亏型。大便干结，腹部胀满，小便短赤，口干口臭，面赤身热，烦躁，舌质红，苔黄燥，脉象滑数。治以清热泻火，润燥软坚，荡涤热结燥屎，滋阴生津，润肺宽中，消积除满。自拟方热秘荃。方药如下：

枳实12 g，芒硝10 g，厚朴12 g，大黄10 g，当归15 g，白芍15 g，桃仁10 g，麦冬15 g，生地黄20 g，黄芩12 g，桔梗12 g，莱菔子20 g，甘草6 g。

2）气机郁滞型。大便不畅，欲解不得，甚则少腹作胀，嗳气频作，伴有胸胁胀痛，纳食不香等，舌质瘀暗，舌苔白，脉弦。治以升清降浊，理气行滞。自拟方宣达散。方药如下：

苏子12 g，陈皮12 g，前胡10 g，莱菔子20 g，制半夏10 g，肉桂6 g，厚朴

（姜）10 g，当归15 g，瓜蒌仁20 g，甘草（炙）6 g，生姜3 g，枳壳12 g。

3）血虚肠燥型。大便干结，状如羊粪，数日不解，或肠内容物过少，多日无便意，伴口干少津，神疲纳呆，舌淡胖、苔少，脉细数。治以补血养血，强阴益髓，补肾壮阳，理气健脾，消满除胀，散瘀止痛，涤垢开郁，润肠通便。自拟方秘宝康。方药如下：

全当归15 g，肉苁蓉30 g，何首乌30 g，杭白芍20 g，槐米20 g，火麻仁15 g，郁李仁15 g，柏子仁15 g，瓜蒌仁15 g，炙杏仁15 g，锁阳15 g，陈皮12 g，莱菔子20 g，焦三仙各15 g，甘草6 g。

4）脾肾亏虚型。大便秘结，无便意或虽有便意而努挣乏力，便后疲乏不堪，面色无华，时有头晕、心悸，小便清长，畏寒肢冷，舌质淡、苔白润，脉沉迟。治以补脾益肾，培元通便之法。自拟方煦晖培元丹。方药如下：

当归15 g，白芍20 g，何首乌30 g，女贞子15 g，锁阳15 g，韭子12 g，熟地黄20 g，桃仁10 g，火麻仁15 g，莱菔子20 g，生甘草6 g，仙灵脾12 g，生白术30 g。

5）津液不足型。素体阴虚，或热病之后，津液耗伤，大便干结，排出困难，或数日不排，小便量少，口干少津，烦热，或夜间潮热，肌肤欠润，舌质瘦、苔红，脉细。治以补血养血，和阴生津，润肠通便之法。自拟方增津宝。方药如下：

川芎12 g，当归20 g，白芍20 g，生地黄20 g，肉苁蓉30 g，何首乌30 g，锁阳20 g，瓜蒌仁20 g，槐米20 g，女贞子20 g，柏子仁20 g。

6）肺脾肾亏虚型。近年来因服用刺激性泻药导致泻药性便秘的发病率显著上升，症见大便数日不排，无便意或虽有便意而努挣乏力，排便量少；泻药用量逐渐加大，或频繁更换泻药，而效果越来越差；便秘症状逐渐加重，伴胸胁胀满，食欲减退，烦躁，舌质淡胖、苔黄腻，脉弱。张老总结多年临床经验，认为属肺、脾、肾三脏不足，取宣肺健脾温肾、理气养血润肠之治法，取得明显疗效。自拟方畅尔舒。方药如下：

生白术30 g，生黄芪30 g，何首乌30 g，全当归15 g，肉苁蓉30 g，瓜蒌仁15 g，杏仁12 g，陈皮12 g，锁阳15 g，桔梗12 g，紫菀10 g，枳实15 g，槟榔15 g。

（2）张老对便秘的治疗特色如下。

1）顾护脾胃。张老在临床中非常重视脾胃，认为脾胃居中焦，主一身气机调

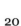

畅，同时为后天之本，主升清降浊，浊气不降则气机不和，大肠不能传导糟粕，故发生便秘。在治疗该病时重视健运脾胃，喜用生黄芪、生白术、当归，认为黄芪乃补气之圣药，大补脾肺之气，鼓动大肠传导；白术健脾益气，用于腹胀纳呆最效，现代研究认为白术能够调整胃肠运动功能；当归补血活血，润肠通便，治疗肠燥便难。三药合用，补气养血，使五脏调和，肠润便通。理气药中尤擅用炒麦芽，麦芽为谷物精华，功能健脾和胃、疏肝行气，治疗食积不消、脘腹胀痛有良效。

2）重视阳气。张景岳在《景岳全书·传忠录·辩丹溪》中曰："凡阳气不充，则生意不广，而况于无阳乎。故阳惟畏其衰，阴惟畏其盛……凡万物之生由乎阳，万物之死亦由乎阳，非阳能死物也，阳来则生，阳去则死矣。"在《景岳全书·杂证谟·秘结》中又曰："凡下焦阳虚，则阳气不行，阳气不行则不能传送，而阴凝于下，此阳虚而阴结也。"

医源性损阳主要指过度使用寒凉药物，或汗、吐、下法，误治、失治，以及祛邪过度而损伤阳气。临床上大部分便秘患者均有长期服用三黄片、黄连上清丸、泻药等病史，强刺激性泻药易损伤阳气，大肠失于传导；故张老在处方时善于在行气润肠方中加入锁阳、韭子以温肾阳，补肝用，润肠燥，安五脏，养精神。

3）反对滥用下法。《黄帝内经》首创便秘的治疗原则，《素问·阴阳应象大论篇》曰："其实者，散而泻之""其下者，引而竭之""中满者，泻之于内"。明代龚廷贤《寿世保元·大便闭》也指出："燥则润之，涩则活之，闭则通之，寒则温，热则清。"明代方隅在《医林绳墨·秘结》中特别提出了攻下的适应证："秘不可通，通则不利；结不可下，下不可妄投，如脉实大或沉而有力方下。""皆须详察虚实，不可轻用芒硝、大黄、巴豆、牵牛、芫花、大戟等药及承气、神芎等剂。虽今日暂得通快，而重虚其虚，以致根本日竭，则明日之结必将更甚，愈无可用之药矣。"张老特别认同上述观点，极力反对滥用下法，强调治"本"，运用宣肺、疏肝、健脾、温肾等法，使大肠"传化物，行糟粕"，达到通便的目的，临床上常常收到奇效，充分体现了整体辨证之学术思想。

4）便秘为常见病、疑难病，治疗时在遵循"以通为顺"的治则基础上，灵活运用宣肺开窍、健脾温肾、补血滋阴等治法，辨证施治，不可一味攻下、不知变通。同时，本病与情志变化也有一定关系，治疗宜因人而异。张老一再教诲，本病一般病程较长，收效后应坚持服药3个月以上，症状能大部缓解或消失，但部分病例停药后仍有复发，故应注重宣教，加强患者对本病的认识，除一般生活调理外，一定时间段内要规律服药，忌用含泻剂药物，以免"重虚其虚"。

（3）医案。

医案一　王某，女，38岁，2008年11月17日初诊。

自诉便秘十余年，多方治疗效果不佳，呈加重趋势。大便数日不行，约隔5～7日不大便时即服用泻剂，以图缓解症状，近两年排便间隔时间渐延长，甚至胸腹胀闷，捶打胸部感舒服，便后可稍有缓解，大便排出费力，便不尽感明显，表情焦虑，言语急躁，稍进食则胃脘胀满，呃声频作，口臭明显，故不欲饮食，亦不愿与人交谈，舌质淡红、苔薄黄，脉细。曾行钡灌肠造影，未发现异常。诊断为便秘；辨证为肺脾肾亏虚，大肠运行无力，糟粕不能下行。予"畅尔舒"方服用。

服药两周后二诊，大便每日1次，质软成形，排出顺利，进食可，口臭亦不明显，仍偶有小腹胀满，在上方基础上加用莱菔子20 g以加强行气之力。

两周后再来，告大便已接近正常人，因易反复，嘱给槐米茶（张老经验方：槐米20 g，胖大海10 g，肉苁蓉30 g）10剂，每日1剂代茶饮，巩固疗效。

医案二　李某，女，35岁，2008年8月11日初诊。

自诉大便困难十年余，2～3日一行，质软，排出费力，伴有小腹坠胀，便不尽感明显，故多有便意，服用泻剂后可暂时缓解，纳食可，小便调，面部黑斑较多，舌质淡、苔厚腻，脉虚无力。追问病史，生育1胎后，先后人工流产4次，此后患本病至今。行结肠镜检查无异常发现。诊断为便秘；辨证多次流产，冲任受损，脾肾俱亏，气虚不行，大肠运行无力，发为本病。治宜温补脾肾，培元通便。自拟方煦晖培元丹，方药：

生白术30 g，当归15 g，白芍20 g，何首乌30 g，女贞子15 g，锁阳15 g，韭子12 g，熟地黄20 g，桃仁10 g，火麻仁15 g，莱菔子20 g，生甘草6 g，仙灵脾12 g。

14剂，水煎服，每日1剂，分两次服。

二诊，治疗14日，大便每日一行，质软成形，排出顺利，无腹部坠胀不适，面部黑斑大部消失，面色红润，心情舒畅。嘱按上方继服10日，病愈。

2.治疗泄泻临证经验

长期泄泻相当于现代医学的炎症性肠病，炎症性肠病是一组原因不明的慢性肠道炎症性疾病，包含了两个独立的疾病：溃疡性结肠炎和克罗恩病。溃疡性结肠炎临床表现主要有腹泻、腹痛、黏液血便等，病变反复发作，呈慢性经过。其特点为病位表浅、弥漫以及多发于直肠，逐渐向近心端蔓延。组织学在活动期表现为肠黏膜充血水肿，淋巴细胞、中性粒细胞和单核细胞浸润，隐窝脓肿以及溃疡形成；长期病变可见腺体结构紊乱、腺体萎缩以及黏膜面呈绒毛样外观。克罗恩病临床表现主要为腹痛、腹泻，常并发肠瘘和肠梗阻。病变慢性隐匿，其好发部位为末端回肠，亦常累及结肠、肛周。炎症特点呈节段性、非对称性以及透壁性，易发生瘘管及脓肿。肠组织学表现可有阿弗他溃疡或裂隙状溃疡，淋巴聚集，慢性炎细胞浸润以及上皮样肉芽肿。目前对上述疾病的临床及基础研究报道较多，但治疗效果仍不满意。

张老认为，脾虚湿盛是本病发生的重要因素，湿邪困脾，运化失常。《素问·阴阳应象大论篇》曰"湿胜则濡泻"，水谷精微不能化生，气血瘀滞，腐败化为脓血。本病初起以脾虚夹湿为主，进一步发展出现湿热蕴结大肠，损伤阳气，导致寒湿内停，并及于肾，脾肾两虚，虚实夹杂。湿邪、气滞、脾虚贯穿于本病的全过程。

（1）张老根据以上病因病机，概括总结治疗泄泻之法有如下六种。

1）益气健脾，和胃渗湿。

饮食不节，久病体弱，脾胃虚弱，湿邪易困脾土，运化不利，失于升清降浊，水湿混杂而下。症见大便溏泄，有少量黏液或脓血，反复发作，饮食减少，脘腹胀闷，面色萎黄，懒言乏力，舌淡苔白，脉细弱。"治湿不健脾，非其治也"，治疗以健脾化湿为原则。自拟方肠健平。方药如下：

党参20 g，焦白术20 g，云苓15 g，薏苡仁30 g，白扁豆30 g，陈皮12 g，乌药10 g，砂仁15 g，山药30 g，桔梗12 g，莲子30 g，马齿苋30 g，五味子15 g，甘草6 g。

上方在参苓白术散基础上加用乌药、马齿苋、五味子三味，以加强健脾化湿止泄之功。张老认为，乌药顺气开郁，散寒止痛；马齿苋性味酸寒，清热解毒，散血消肿，擅治热痢脓血；五味子养五脏，暖水脏，补元气，生津液，润肺，补肾，止泻痢。

2）清热利湿，调气化滞。

脾虚失运，水湿内停，湿邪易困于中焦，初期易从热化，下迫大肠，见泄泻黏液脓血便，气味臭秽，里急后重，肛门灼热，烦热口渴，舌红、苔黄腻，脉滑数。宗刘完素《刘河间医学六书》"行血则便脓自愈，调气则后重自除"，宜清热解毒，调和气血。自拟方肠清舒。方药如下：

当归15 g，黄连10 g，焦三仙各15 g，白头翁30 g，秦皮10 g，黄柏12 g，车前子30 g，陈皮12 g，土茯苓30 g，槟榔10 g，木香6 g，白芍20 g，枳壳12 g，甘草6 g。

3）活血化瘀，理肠通络。

湿热蕴结大肠，损伤脉络；或久病入络，大肠气机不畅，气血瘀滞，热盛肉腐，化为脓血，致疾病缠绵，久不能愈。症见腹痛腹胀，泄下脓血，嗳气食少，舌质紫暗，边有瘀点，脉弦涩。宜活血化瘀，行滞除胀，消肿止泻。自拟方理肠宝。方药如下：

当归15 g，桃仁（炒）12 g，丹参30 g，赤芍12 g，滑石30 g，厚朴15 g，肉豆蔻（麸煨）15 g，木通10 g，淡竹叶12 g，苦杏仁（蜜炙）12 g。

4）温补脾肾，涩肠止泻。

患病日久，损及肾阳，脾失温煦，运化失司，完谷不化，与脓血杂下。症见五更泄泻，夹带脓血，脐腹作痛，泻后则安，形寒肢冷，舌淡苔白，脉沉弱。《医方集解》曰"久泻皆由肾命火衰，不能专责脾胃"，故宜温肾固涩。自拟方肠怡舒。方药如下：

当归12 g，党参15 g，炒白术15 g，罂粟壳6 g，肉桂6 g，白芍12 g，补骨脂30 g，五味子12 g，吴茱萸12 g，制附子10 g，炙甘草6 g，广木香6 g，诃子肉15 g，肉豆蔻15 g。

5）柔肝健脾，止泻止痛。

忧思抑郁，肝气不舒，横逆犯脾，升降失职，清浊不分，混杂而下，故每发病前多有情绪、饮食等诱因。症见腹痛即泻，腹中雷鸣，攻窜作痛，泻后痛减，平素有胸胁胀闷，嗳气不爽，舌淡红、苔薄白，脉弦。治宜疏肝理脾，调气活血，止泻止痛。自拟方肠舒安。方药如下：

白术20 g，炒白芍20 g，陈皮12 g，防风12 g，柴胡12 g，黄连6 g，煨木香6 g，丹参20 g，炙黄芪30 g，制吴茱萸12 g，云苓20 g，炒麦芽20 g，生甘草6 g。

6）益气健脾，养血化滞。

便血日久，气随血脱，失于固摄，兼脾胃虚弱，不能腐熟运化水谷精微，气血日渐衰少。症见便血反复不愈，血色暗红或淡红，面色苍白，体倦乏力，夜寐多梦，舌淡脉弱。治宜健脾益气，养血和血，佐以化滞。自拟方肠炎康。方药如下：

党参20 g，炒白术20 g，生黄芪30 g，当归20 g，龙眼肉15 g，炒枣仁20 g，远志12 g，马齿苋30 g，焦三仙各15 g，陈皮12 g，阿胶30 g，广木香3 g，白及20 g，补骨脂30 g，云苓15 g，甘草6 g。

本病初起多为实证、热证，治疗宜祛邪为主，如清热利湿、调气化滞，忌用收涩之品，本人体会，张老在处方时常加用白头翁、马齿苋、白及、地榆之类，以清肠中湿热，敛疮生肌。日久虚实夹杂，宜攻补兼施。治疗本病要始终照顾脾胃，祛除湿邪，不宜过用攻伐之品。

（2）医案。

医案一　史某，男，30岁，于2008年11月初诊。

自诉1年前开始无诱因出现大便带有脓血黏液，每日4～5次，大便成形，时发上腹隐痛，肛门下坠，始终有便意感，无畏寒，精神差，懒言乏力，当地治疗效果不理想，今慕名求诊。查舌淡胖，边有齿痕，脉弱。肛门镜检查：直肠黏膜水肿、充血，有散在浅表性糜烂，指套染血。中医诊断：泄泻（脾虚夹湿型）；西医诊断：溃疡性结肠炎。治以益气健脾、和胃渗湿之法，处方以"肠健平"加减，方药如下：

党参20 g，炒白术20 g，生黄芪30 g，云苓15 g，白及20 g，马齿苋30 g，地榆15 g，三七粉（另包）3 g，乌梅10 g，五味子12 g，炒山药30 g，陈皮12 g，甘草6 g。

10剂，水煎服，每日1剂。

二诊　腹痛减，大便每日2～3次，有少量黏液，基本无出血，精神较前好，纳食较前明显增加。效不更方，守上方14剂继服。

三诊　大便每日2～3次，质溏薄，有少量黏液，无出血，无肛门坠胀，偶有肠鸣，便前偶有腹痛，便后痛减，畏寒，精神较前好，肢体较前有力，纳寐可，舌质淡红、苔薄白，脉弱。辨证思路：湿邪已去，正虚（脾肾两虚）表现为主要矛盾，治以温补脾肾、涩肠止泻，方以"肠怡舒"加减，方药如下：

当归12 g，党参15 g，炒白术15 g，罂粟壳6 g，肉桂6 g，白芍12 g，补骨脂30 g，五味子12 g，吴茱萸12 g，制附子10 g，炙甘草6 g，广木香6 g，诃子肉15 g，肉豆蔻15 g。

14剂，水煎服，每日1剂。

四诊 大便基本成形，每日2次左右，无脓血及黏液，肢体有力，畏寒，未诉其他不适，嘱注意调摄，服用固肠止泻丸合参苓白术散以巩固治疗。

医案二 杨某，女，32岁，2008年11月初诊。

自诉因平时过度劳累，半年前开始出现大便时带脓血，但质软成形，每日3～4次，伴有腹胀，无肠鸣腹痛，纳寐可，肢体乏力。舌质淡胖、苔白腻，脉沉细。直肠指诊触及肠壁粟粒样肿物，指套染血。肛门镜检查：直肠黏膜水肿、充血，有散在浅表糜烂及炎性小息肉形成。中医诊断：泄泻（脾虚夹湿型）；西医诊断：溃疡性直肠炎。治以健脾补气：和胃渗湿之法，方以"肠健平"加减，处方如下：

党参20 g，焦白术30 g，生黄芪30 g，炒山药30 g，益智仁30 g，云苓15 g，地榆15 g，白及20 g，三七粉（另包）3 g，马齿苋30 g，炒麦芽20 g，陈皮12 g，甘草6 g。

水煎服，每日1剂，调理月余后症状消失。

二诊 2010年2月5日。上次诊治病愈后，时隔1年又复发。大便每日4～5次，带脓血黏液，肛门下坠，腹胀痛，但不甚，乏力，心烦，纳可，小便正常，无发热。舌尖红、苔白腻，脉沉缓。直肠指检：直肠壁仍有粟粒状物。肛门镜检查：直肠黏膜水肿、充血，见小面积浅表溃疡。辨证思路：久病必虚，热象不甚，虚则补之。治以益气健脾、收敛止泻法，方药如下：

党参20 g，焦白术30 g，炒山药30 g，炒白芍15 g，益智仁30 g，乌梅12 g，五味子15 g，诃子15 g，肉豆蔻15 g，云苓15 g，生薏苡仁30 g，马齿苋30 g，三七粉（另包）3 g，陈皮12 g，生甘草6 g。

水煎服，每日1剂。

同时服用健脾丸，每次6 g，每日3次。

三诊 2010年3月1日。大便每日4～5次，质稀，仍有少量脓血黏液，无腹痛。舌淡红，脉缓。更方如下：

党参30 g，焦白术30 g，生黄芪 30 g，云苓15 g，生薏苡仁30 g，败酱草20 g，地榆15 g，白及20 g，益智仁30 g，马齿苋30 g，炒麦芽20 g，陈皮12 g，生甘草6 g。

20剂，水煎服，每日1剂。

同时仍服用健脾丸，每次6 g，每日3次。

下方水煎，每晚100 mL保留灌肠：

乌梅15 g，五倍子15 g，石榴皮30 g，海螵蛸15 g，地榆15 g，白及20 g，马齿苋30 g，三七粉（另包）3 g，生甘草6 g。

2010年6月来告，用上药后脓血便症状全部消失，但仍消瘦乏力，嘱注意保养身体，调畅情志。

3.治疗肛瘘临证经验

张老认为，肛痈与肛瘘为一种疾病的不同发展阶段，多因过食肥甘厚味，蕴生湿热，下注大肠，发为肛隐窝炎，炎症随肛腺走散，毒阻经络，热盛肉腐而成脓，溃后成瘘。

该病初起为肛隐窝炎时宜及早治疗，通过清热祛湿等消法可痊愈，但脓成、被溃后须手术治疗始能痊愈，个别患者因身体原因也需要保守治疗。

（1）内治法。

张老将该病分为3个证型论治，总结如下。

1）湿热下注型：多见于肛瘘的早期或反复发作的急性感染期，有偏热、偏湿的不同。症见肛周局部色红肿胀、疼痛或有黄稠脓液，全身伴有恶寒发热、口渴、大便干结，舌苔黄腻，脉象弦数或滑数。治以清热祛湿。方药用清热祛湿方或萆薢渗湿汤加减。

加减法：恶寒发热加荆芥、防风各6 g；热毒盛加黄芩、黄连、栀子各10 g；大便秘结加大黄（后下）、芒硝（冲）各10 g；肿甚流水加薏苡仁、茯苓各15 g，泽泻、木通、滑石各10 g；疼痛加元胡、乌药、川芎各10 g。

2）气血亏虚型：多见于久病体虚、年老体弱或久治不愈，以及术后创面肉芽生长缓慢者。症见局部红、肿、热、痛较轻，脓液稀薄，外口皮色紫暗不鲜，时溃时愈，术后或伴有精神困倦，面色萎黄或苍白。舌质淡、苔薄，脉细无力。治宜益气养血托毒。方药用补中益气汤合归脾汤加减。

加减法：肺虚者加沙参、麦冬各10 g；脾虚者重用党参、白术、黄芪，加薏苡仁、山药、白扁豆各20 g；热盛肿痛加金银花30 g，黄柏10 g。

3）肝肾阴虚型：多见于久病体虚，或阴液亏损而生内热者。症见局部漫肿、脓液稀薄、肉芽不鲜，或伴有体弱羸瘦、心烦口干、潮热盗汗等。舌质红、少苔，脉细数。治宜滋阴清热。方药用青蒿鳖甲汤合清骨散加减。

张老认为，该证型临床多见于结核性肛瘘，患者多有长期结核病史，须配合西医抗结核治疗。

（2）外治法。

1）熏洗法。

A.痔瘘外洗通用方。

功能：清热解毒、活血除湿、润燥软坚、排脓止痛。

主治：痔瘘术后。

方药：当归15 g，苏木15 g，红花15 g，荆芥12 g，防风12 g，马齿苋30 g，黄柏20 g，苦参30 g，芒硝30 g，甘草10 g。

若痒甚加川椒15 g，蛇床子20 g。

水煎坐浴，每日1～2次，每次20～30分钟。

B.祛毒汤。

功能、主治、用法同上。

方药：瓦松15 g，马齿苋15 g，甘草15 g，五倍子9 g，川椒9 g，防风9 g，苍术9 g，枳壳9 g，侧柏9 g，葱白、芒硝各30 g。

C.葱硝汤。

功能：活血通络、止痛敛疮。

主治：痔瘘病有肛周不适。

方药：芒硝50 g，大葱100 g。

水煎坐浴，每日1～2次，每次20～30分钟。

D.二花液。

功能：清热解毒、止痛生肌。

主治：痔瘘术后。

方药：金银花30 g，生地黄15 g，乌梅肉30 g，当归15 g，黄柏10 g，五倍子30 g，大黄15 g，诃子肉15 g，甘草10 g。

外洗或坐浴后，将二花液煎至200mL，用纱条沾湿外敷，每日1次。

2）插药脱管法。

适应于高位肛瘘不宜手术者；窦道过深，手术可能损伤周围组织过多者。

操作方法：用凡士林纱条粘满红升丹直插瘘管底部，2天换药1次，一般2～3次后管壁组织自行脱落，此时改换生肌药。

3）手术治疗。

张老仍遵循传统的切开法、挂线法、切开与挂线结合法，在具体处理中总结经验大致如下。

A.正确处理内口：手术中要准确寻找内口，有的肛瘘还不止一个内口及瘘管，这也是部分病例复发的原因之一。

B.引流通畅：肛瘘内外口之间管道全部切开后，一定要再次探查，看有无残余支管，以及引流是否通畅，否则会有积液、积脓，形成袋脓，影响愈合。

C.瘘管走行在肛管直肠环上方的采用挂线法，避免肛门失禁，还能够减小创面，缩短愈合时间，提高生活质量。

D.如为蜂窝瘘（相当于现代医学臀部大汗腺炎），可采用"保健除腐法"，即清除坏死腐败组织，尽可能保留健康皮岛，减少损伤。

E.穿臀瘘或低位复杂性肛瘘，可采用张老发明的"开窗留桥法"，减少组织损伤，保护肛门功能。

医案：张某，女，23岁，于2010年3月8日就诊。诉3天前感肛门左侧肿痛，接触发现一肿块，质硬，逐渐增大，疼痛加重，渐影响活动，故就诊。无发热，恶寒，二便调。检查发现肛缘左侧可触及一质硬肿块，直径约2 cm，压痛阳性，皮肤颜色正常。诊断：肛痈（热毒蕴结型）。因脓尚未成，热毒蕴结于内，治宜用消法，清热解毒，直折其火。拟方如下：

金银花30 g，连翘30 g，蒲公英20 g，地丁20 g，蚤休15 g，生黄芪30 g，陈皮12 g，生甘草15 g。

7剂，水煎服，每日1剂。

2010年3月15日二诊，上药服用1周，肿块基本控制，未再增大，无疼痛。因将赴南方打工，嘱按上方继服，若有肿块增大化脓情况宜在当地尽早手术治疗，以免贻误病情。

4.治疗脏毒临证经验

脏毒包括现代医学的结、直肠癌及肛管癌，中国医学对脏毒的认识源远流长。《外科大成》云："锁肛痔，肛门内外如竹节锁紧，形如海蜇，里急后重，便粪细而带扁，时注臭水……"即指肛管癌而言。

结、直肠癌的发病以直肠癌的发病率最高，75%～80%癌肿位于乙状结肠以下，发病年龄多在45岁左右，男性多于女性。若能在早期发现，及时治疗，在消化道癌肿中疗效是满意的。

张老认为脏毒发生的病因病机是：邪毒蕴聚经络、脏腑，导致气滞血瘀、痰结、食积而成脏毒。不论内在的（精神）或外来的（病邪）等因素影响气的正常运行而造成气的功能失调，形成气虚、气郁、气逆或气陷，均可日久气滞血瘀，蕴结日久成癌肿。若饮食不节，过食厚味，影响脾胃运化，则化生湿热，胃肠积热，津液枯耗，气血亏损，气结痰凝。脏毒的发生也与精神因素有关，若忧思郁结，肝脾气郁，经络阻塞，日久积结成核。

同时张老认为，患者发病后，因病因病程、发病部位、个体差异等不同情况而表现出不同的症状和体征，因而必须认真地分析和归纳，分辨气血阴阳的盛衰，厘清正邪关系，确定施治方法。在治疗过程中要注意照顾整体，全面分析，掌握"标本缓急"。在虚实夹杂的情况下尤应注意"标本兼顾""扶正祛邪"。

（1）脏毒早期。表现为局部肿块，常无自觉症状，舌苔、舌质、脉象一如常人。此正盛邪实，治疗以祛邪为主，使毒邪早期得以消散。或祛邪兼以扶正，采用先攻后补或攻补兼施的方法，使"邪"去而不伤"正"。治以清热解毒消肿、理气活血散结之法，方用乌龙散或消瘤散。现代医学诊断为肛管癌者还可局部敷二味拔毒膏，每日1次。

1）乌龙散。

功能：解毒、消痈、抗癌。

主治：肠痈、痢疾、癌瘤。

方药：蛇舌草75 g，薏苡仁30 g，黄药子15 g，金果兰10 g，白屈菜10 g，田三七1.5 g，龙葵30 g，乌药3 g，乌梅6 g。

2）消瘤散。

功能：清热解毒、活血抗癌。

主治：痈疽恶疮、肠风便血、各种癌症。

方药：全当归15 g，生黄芪30 g，白头翁30 g，半枝莲30 g，土茯苓30 g，马齿苋30 g，黑地榆15 g，炒槐花15 g，炒麦芽20 g，广陈皮12 g，生甘草6 g。

患者若有大便干结，可配服芦槟枳煎剂。

芦槟枳煎剂：芦荟10 g，槟榔10 g，枳实10 g。

如有便血，可加侧柏叶30 g，鸡冠花15 g，生地黄15 g，荷叶10 g，百草霜10 g，血余炭10 g等。

（2）脏毒中期。癌肿不断增大，形体日渐消瘦，倦怠无力，饮食日减，大便或溏或结，舌质、脉象等均呈虚象。此属正虚邪实，治疗当以扶正为主，兼以祛邪，采用攻补兼施或先补后攻的方法。方用消瘤散合归脾汤加减。

若由于津血不足而致大便秘结者，可加用火麻仁（炒）15 g，肉苁蓉30 g，何首乌10 g，当归15 g，元参15 g等。

如因脾胃虚弱而有泄泻者，宜服参苓煎。

1）参苓煎。

功能：渗湿、益脾、涩肠、止泻。

主治：脾虚泄泻。

方药：党参15 g，白术10 g，茯苓15 g，山药30 g，益智仁15 g，诃子10 g，赤石脂10 g，芡实10 g，莲子15 g，金樱子10 g，六曲10 g，木香6 g。

如出现不完全性肠梗阻者，服梗阻汤为宜。

2）梗阻汤。

功能：行气止痛、泻下清热、润燥软坚。

主治：脘腹胀满作痛、胃肠积热便结、关格。

方药：炒莱菔子15 g，厚朴15 g，木香10 g，乌药10 g，桃仁10 g，赤芍10 g，番泻叶10 g，芒硝（冲）6 g。

肛管癌局部用二味拔毒散加皮癌散，未溃者凡士林调敷，已溃者药面干撒，每日1次。

（3）脏毒晚期。全身表现为恶病质，局部癌肿坚硬如石，身体消瘦，面黄食少，精神衰退。表现出一派"元气衰败"的征象，此时若一味攻邪，不但不能祛邪，反而伤正。故治疗当以扶正为主，所谓"祛邪先扶正，正复邪自除"之理，方用人参养荣汤加减。

肛管癌局部应用二味拔毒散加艾粉散，视病情干撒或调敷。

艾粉散。

功能：收敛伤口、生肌长肉。

主治：痈疽诸疮（腐尽收口时用）。

方药：官粉30 g，轻粉10 g，珍珠1.5 g，冰片1.5 g，艾绒120 g，生葱白120 g。

干撒患处，或用棉球、纱条沾药敷。

5.治疗交肠病临证经验

交肠病，现代医学称为直肠阴道瘘。病因由先天、后天两种因素所致。先天因素是由于禀赋不足，肛门直肠发育不全，直肠异常开口于阴道，临床较为少见。后天因素多由产伤、手术损伤、局部感染、癌肿溃破等引起，先天者为多。明代王肯堂《证治准绳·杂病》："交肠之病，大小便易位而出。或因醉饱，或因大怒，遂致脏气乖乱，不循常道。法当宣吐以开提其气，使阑门清利，得司泌别之职则愈矣。"文献有用五苓散治愈记载，但临床还需中西医结合治疗。张老常采用以下几种手术方式。

（1）挂线疗法：主要是瘘管在舟状窝内的直肠阴道瘘。

（2）直肠阴道瘘修补术：适用于瘘口较高及会阴裂伤者。

（3）经后路肛门成形术：适用于先天性肛门闭锁合并直肠阴道瘘患者。

6.治疗蜂窝瘘临证经验

蜂窝瘘，又称串臀瘘，现代医学称为肛周化脓性汗腺炎，是肛周大汗腺感染后在皮下组织反复发作，广泛蔓延形成的慢性炎症，主要表现为复杂性窦道。

张老认为本病多因正气虚弱，湿热浸渍，下注肛周，蕴结不散；或心脾两虚，健运失职，痰湿内生，结聚肛门而发，易与局部疖肿、复杂性肛瘘、藏毛窦等混淆。

现代医学认为：本病病因复杂，可能与体内激素失衡、胚胎发育不良、局部潮湿、吸烟过多、细菌感染等诸多因素有关。

张老治疗本病经验如下。

（1）内治法。

1）实热型：治宜清热解毒、消肿散结，方用仙方活命饮或五味消毒饮加减。

2）痰湿型：治宜燥湿祛痰，方用二陈汤合三仁汤加减。

3）心脾两虚型：治宜补养心脾、解毒除湿，方用归脾汤加减。

（2）外治法。

1）初起可用芒硝液湿敷。

2）手术治疗：脓肿形成者，切开引流；窦道形成者，切除窦道，但需注意保留健康皮岛，用"除腐保健法"，以免瘢痕挛缩，造成肛门狭窄。

3）拔毒祛腐生新：五味拔毒膏外敷。

4）清热解毒，活血化瘀：硝矾洗剂或葱硝汤水煎洗。

5）腐尽后，生肌收敛，方用皮粘散。

7.治疗脱肛病临证经验

脱肛是中医学病名，现代医学称为直肠脱垂，是指肛管、直肠黏膜、直肠全层和部分乙状结肠向下移位的一种疾病。

本病多见于：①营养不良的小儿；②体质虚弱的老年人；③分娩过多的妇女；④久泻久痢患者；⑤肛肠病手术损及肛管直肠环。

张老认为其病因多为：①气血不足，湿热下注，不能升提；②气虚下陷，中气不足，不能收摄；③肺肾两虚，寒热洞泄，不能固涩。

将脱肛治疗辨证分为五型：气虚型、血虚型、气血双虚型、肺虚型、肾虚型；提出五种大法治脱肛：针灸法、洗浴法、内服法、注射法、手术法。

（1）针灸法。

针灸百会、长强、承山、大肠俞、提肛穴。

（2）汤液浴洗法。

1）脱出直肠有炎症者，可选用休马汤或灵通汤。

A.休马汤：蚤休30 g，马齿苋30 g，芒硝30 g，大葱60 g，石榴皮30 g，乌梅15 g，韭菜60 g。

水煎坐浴，每日2次，每次20～30分钟。

B.灵通汤：生甘草20 g，土茯苓30 g，薄荷10 g，五倍子15 g，芒硝30 g，白矾15 g，红花15 g。

水煎坐浴，每日2次，每次20～30分钟。

2）脱出肠段有肿大、溃疡、糜烂流水者，可选用梅五汤或甘参汤。

A.梅五汤：乌梅15 g，五倍子15 g，草河车30 g，生甘草20 g。

水煎坐浴，每日2次，每次20～30分钟。

B.甘参汤：贝壳、黄芩、黄连、甘草、荆芥、苦参、赤芍、车前子、白茅根各15 g。

水煎坐浴，每日2次，每次20～30分钟。

3）脱出肠段无溃疡者，可单独使用收敛药物，以助其升提，回纳康复，自拟方脱复康。

脱福康：乌梅15 g，五倍子15 g，石榴皮30 g，白矾10 g，红花15 g，防风20 g，生甘草20 g，金樱子10 g，乳香20 g。

水煎坐浴，每日2次，每次20～30分钟。

（3）内服法。

1）湿热下注。

大便时直肠脱出肛外，肛门坠胀，红肿疼痛，热泻或便秘，口渴喜饮，面赤唇红。舌质红、苔黄腻，脉弦数。

治法：清热利湿。

方药：萆薢渗湿汤。

组成：萆薢、薏苡仁、牡丹皮、黄柏、茯苓、泽泻、通草、滑石。

加减：可再佐牡丹皮以清热凉血，活血化瘀；黄柏以清膀胱湿热，泄肾经相火，解毒疗疮，加强清利湿热的效力。

2）中气下陷。

大便时直肠脱出肛外，一般不能自行还纳，需手托复位，咳嗽、劳累或腹压增加时即脱出，面色、口唇多淡白，气短，倦怠。舌淡少苔，脉虚。

治法：补中益气。

方药：补中益气汤。

组成：黄芪、甘草、人参、当归、橘皮、升麻、柴胡、白术。

3）气血、肺、脾、肾皆虚。

多见于年老体弱、久病体虚、多产妇女。久泻滑脱者，形体消瘦，面苍自汗，气短懒言，乏力纳差，肛门收缩无力、极度松弛，呈开张状态，不全或完全失禁。舌质淡，脉沉细弱。

治法：补中益气，健脾补血，敛肺滋肾，涩肠固摄。

方药：芪仁固脱宝。

组成：炙黄芪30 g，潞党参20 g，焦白术30 g，全当归15 g，益智仁30 g，补骨脂30 g，干枝梅10 g，五味子10 g，绿升麻10 g，川枳壳10 g，缩砂仁10 g，广陈皮12 g，炙甘草6 g。

（4）注射法。

1）注射药物：脱能康（张老自拟方药）。

2）注射部位：两侧骨盆直肠间隙及直肠后间隙。

3）注射药量：小儿20～30 mL，成人50～60 mL。

（5）三联手术法。

适应证：Ⅱ、Ⅲ度直肠脱垂伴有括约肌松弛，肛门失禁者。

1）柱状结扎术：麻醉、消毒同一般手术，取截石位，1、5、9点（避开3、7、11点）从齿线上方的直肠黏膜向上至直肠脱垂的顶部分别用大弯钳纵行夹起，钳下用大圆针重叠缝合，结扎；钳下注射1∶1消痔灵注射液，使黏膜饱满，检查勿使直肠狭窄。

2）间隙注射术：用50 mL注射器抽取50%葡萄糖液分别于3、6、9点距肛缘约1.5 cm处垂直进针，穿过肛提肌后，右手在直肠内引导，进针7 cm左右，确定针头在直肠壁外，缓缓退针注药，每个间隙注药量控制在20 cm左右。

3）肛门环缩术：在肛管一侧（3点或9点）括约肌间沟水平做一纵形切口，深达内括约肌层面，以大圆针带粗肠线在此层面潜行环绕一周，自切口引出，示指伸入肛内指示，收紧肠线打双结，剪去多余线后缝合切口。术后尤要注意避免感染。

张老形象地将三联手术法的手术机理总结为四句话："结扎除滑脱，注射使粘连，环缩医失禁，脱肛病愈痊。"

8.肛肠病手术常见并发症防治经验

（1）出血。

肛门直肠部位血运丰富，肛肠病手术多为开放性切口，术后渗出液较多，出血的可能性也较大，防治经验有以下两个方面。

1）渗血。

A.凡士林纱条压迫。

B.明胶海绵敷切口。

C.止血散掺于油纱条敷伤面。

止血散组成：生石膏145 g，海螵蛸120 g，朱砂10 g，梅片10 g。共研细粉备用。

D.明矾膏敷切口。

明矾膏组成：滑石600 g，龙骨120 g，月石90 g，川贝18 g，冰片18 g，明矾300 g。共研细粉，以凡士林、香油各半配成软膏备用。

2）活动性出血。

麻醉下清除积血，仔细找到出血部位，以丝线贯穿缝扎。或在出血部位黏膜下注射1∶1消痔灵注射液。

（2）尿潴留。

多因术后疼痛、麻醉药物影响、肛管内填塞物过多、男性患者前列腺增生等引起膀胱颈部和尿道肌肉痉挛，导致排尿困难。处理经验：

1）早期下床活动。

2）少腹部热敷（用热毛巾或暖水袋）。

3）针刺气海、关元、水道、三阴交。

4）老年人多属肾阳虚衰，膀胱气化无权，治宜温肾壮阳、化气行水。方以萆薢渗湿汤加减。方药组成：萆薢15 g，石菖蒲15 g，乌药15 g，益智仁30 g，肉桂9 g，车前子15 g，萹蓄30 g。水煎服，每日1剂。

5）必要时导尿。

（3）肛门失禁。

临床常见与多次手术损伤肛管直肠环有关，以自拟方"谷道安"坐浴。

谷道安方：

功能：活血化瘀、软坚散结、定痛生肌。

方药：当归20 g，苏木20 g，红花15 g，乳香20 g，没药20 g，血竭15 g，芒硝30 g，防风20 g，自然铜20 g，黄柏30 g，木鳖子20 g，生甘草20 g。

水煎坐浴，每日1～2次，每次20分钟。

（4）谷道狭窄。

多与术中切除肛门皮肤过多，或直肠黏膜结扎过多，术后失于及时处理，致使瘢痕挛缩所致。

轻度肛门直肠狭窄运用活血化瘀、软坚散结之中药坐浴，如"葱硝汤""谷道安"等即可取效。

中、重度肛门直肠狭窄者则需行扩肛术或松解术，术后须审慎，每日观察，避免二次狭窄。

张老认为，临床治疗主要注意以下几个方面：

1）长期泄泻（炎症性肠病）宜早期治疗。

2）积极治疗直肠周围脏器疾病，减轻对直肠挤压。

3）痔手术时，一定要保留皮桥和黏膜桥，并避免黏膜外翻；内痔注射治疗时，要掌握正确的注射方法，部位不宜过深。

4）马蹄形肛瘘宜采用开窗留桥术，减少组织损伤。

5）肛肠病术后换药时应勤于观察，经常直肠指诊，及早预防直肠狭窄。

（5）便秘。

肛肠病术后便秘多与肛门疼痛、恐惧排便而抑制大便，或平时即有大便秘结有关。临证经验：

1）蜜叶茶：番泻叶3 g，开水浸泡后加适量蜂蜜口服，但不宜长期服用。

2）槐米茶：槐米20 g，胖大海10 g，肉苁蓉30 g。代茶饮。

3）针刺阳陵泉、支沟、气海、承山。

4）中药内服见便秘治疗章节。

5）必要时用开塞露纳肛或灌肠。

（6）切口感染。

临床上并不多见，常与术中、术后消毒不严格，处理不及时，局部引流不畅等有关。一旦发生应及时处理。临证经验：

1）术后每日中药坐浴，如用"痔瘘外洗通用方"等，保持创口清洁。

2）过深切口，尤其要避免纱布填塞过紧，使引流通畅。

3）西为中用，应用抗生素预防感染。

（7）切口日久不愈。

部分患者切口日久难愈或长期不愈合，多与局部血瘀、湿邪及年龄、体质等有关。临证经验：

1）排除并病，如糖尿病、肾功能不全等，针对性治疗。

2）创面可依次采用红升丹、七三丹、八二丹、生肌散等外用，以祛腐生新。

3）创面肉芽水肿，或过度增生，可采用二味拔毒散或平胬散外敷，每日1次。

二味拔毒散：雄黄30 g，枯矾15 g，冰片3 g。分别研为细粉，混匀外用。

平胬散：乌梅炭、月石各45 g，轻粉15 g，冰片9 g。共研细粉备用。

4）创口引流不畅者需扩创引流。

9.肛肠病治未病思想

张老十分强调防治为先的思想，针对肛肠疾病，也同样强调治未病。

（1）痔疮治未病经验。

张老将痔疮的病因编为歌诀，易于背诵掌握：

食不节，过肥辛；房事多，交媾频；久立站，常坐蹲；不良习，如厕频；直立位，地心引。

简明扼要地概括了痔疮的发生。

并创制了防痔八法，同样编为歌诀，记录如下：

多吃素，少肥甘；辣椒酒，适量限；六淫邪，要回避；燥湿热，最宜忌；脏腑虚，要调适；正气存，邪不至；勿久坐、负重行；气血畅，身康平；防便秘，防泻痢；肠运畅，便自易；讲卫生，常洗冲，晚坐浴，保洁清；计生育，不多产，减腹压，断痔源；慎房事，不贪欲，洁自爱，交有律。

（2）泄泻治未病经验。

张老认为泄泻病因病机有如下几个方面。

1）感受外邪（暑、湿、寒、热），脾困失运，水谷混杂而下。

2）饥饱失常，损伤脾胃，运化失职，水湿内停，胃肠气血瘀滞，精华之气不能输化，化为脓血。

3）情志失调，致肝失疏泄，横逆乘脾犯胃，脾胃受制，运化失常，气滞血瘀，饮食难化，日久胶结，渐成泻下赤白黏冻。

4）脾胃虚弱，不能受纳水谷和运化精微，以致水反成湿，谷反成滞，水谷不分，湿滞内停，清浊混杂，并走于下，遂成泄泻。

5）脾肾阳虚，脾为后天之本，肾为先天之本；肾为胃之关，开窍于二阴，所以二便之开阖，皆肾脏所主，命门火衰，阴寒极盛之时，令人洞泄不止也。

张老自拟五忌歌，记录如下：

一忌感受外邪伤，六淫之中寒湿最，困阻脾土运不畅，寒性凝结湿黏滞，气血糟粕互蒸酿，清浊不分混杂下，大便溏薄或水样。

二忌饮食太过量，辛辣肥腻应少尝，海腥生冷不洁物，食之可使脾胃伤，水反成湿谷反滞，精华之气输化障，气滞血瘀湿热蕴，合污下降泻作殃。

三忌情志不舒畅，恼怒忧郁小度量，肝失调达乘脾胃，脾胃受制运失常，郁结不解食难化，泻下赤白黏冻样。

四忌劳倦与内伤，久病缠绵脾胃损，胃纳脾运出碍障，水谷精微输运难，清浊混杂滞于肠，泄泻之病降身上。

五忌肾阳受伤损，二阴开阖无保障，肾阳不足命火衰，脾不温煦运失常，水谷腐熟不容易，消化吸收亦不良，阳损必然阴气盛，寒极泄泻更嚣张。

（3）便秘治未病经验。

张老认为便秘发病原因有以下四个方面，编为歌诀以背诵：

食物过于精细少，肠容不够怎传导。

生活节奏太过快，人人争优恐劣汰。

叟妪老人逐年多，大肠功能在减弱。

盲目减肥用泻药，大肠麻痹惰性作。

并编写预防便秘六要歌以普及：

五谷果菜要多吃，营养均衡不偏食。食物过精并不好，含渣纤食不可少。

二要大便定时排，建立信号莫忘怀。时间最好在晨起，符合人们之生理。

三要坚持练腹肌，膈腹平提肌增力。各组肌力皆增强，排便自然能通畅。

四要治疗原发病，病愈便秘可康宁。

五要饮水量够足，肠润便秘自康复。

六要心情常舒畅，喜悦欢乐肠自畅。

（4）脏毒治未病经验。

1）张老认为脏毒发病原因有以下七个方面。

A.饮食因素，尤其是高脂肪饮食。

B.缺少微量元素，如硒等。

C.血吸虫病感染。

D.吸烟因素。

E.腺瘤演变。

F.盆腔放疗。

G.泄泻久治不愈。

2）张老根据以上病因，提出了五个方面的预防措施，歌诀如下。

A.合理膳食：五谷果菜要多吃，最宜少荤多素食；麻辣熏烤霉腌品，这些食物应禁之。

B.心情舒畅：近喜远恶不生气，心胸平阔无积聚。

C.未病先防：息肉溃结早治疗，血吸虫病消灭之，人人提高警惕性，防癌普查妙招施。

D.注重环保：世人个个重环保，消灭污染癌自灭。

E.综合治疗：若已查知患肠癌，综合治疗莫忘怀，手术放化介免中，消灭肠癌健康生。

四、总结

张老的主要学术思想：①重视调补脾胃。十分重视脾胃后天之本的重要作用，纳运失常，则多以滞塞不通为病，尤其肛肠疾病更是如此。②辨病与辨证相结合。辨病就是辨识具体的疾病，诊断明确，就抓住了疾病发生发展的规律。以往中医文献中中医诊断过于笼统，不能明确地表达疾病发生的部位和疾病的性质，转归、预后也多有不同。证则反映了疾病当前所处阶段的主要矛盾，是中医的灵魂。故张老主张用西医的辨病、中医的辨证来诊疗，二者不可偏废。③整体辨证与局部辨证相结合。整体和局部的阴阳属性可能是不一致或相对的，治疗也不可能简单划一，主张检查时要全身检查与局部检查相结合、整体辨证与局部辨证相结合，治疗时整体治疗与局部治疗相结合。④擅长外治与手术。张老根据不同疾病的性质及不同病机，创制了多种中药外用方剂，创立和改良了多种手术方法。⑤治未病思想。

张老主要临证经验：中医肛肠专业是中医外科学中非常有代表性的一个专业，包括了内治、外治及手术治疗，有鲜明的自身特点，充满了活力。

本文是对张老肛肠病临证经验的一次全面总结，充分反映了张老的学术思想，通过对名老中医学术经验的总结和学习，提炼出新的内容，体现了中医蓬勃的活力，也是中医继承和发展的关键所在。

第三章

临床精粹

第一节 经验方选

一、便秘病的治疗方

1.槐米茶

【组成】槐米20 g，胖大海10 g，肉苁蓉30 g。

【功能】清热凉血，润肠通便。

【主治】血分有热，大便秘结，肠风下血，肛裂、内痔等。

【用法】以上三味药物放于滚开水中，冲泡代茶饮。成年人每日需饮水2500 mL左右，小儿根据年龄大小酌情减量使用。

【方解】本方共由三味药物组成。方中槐米（系含苞未放之槐花蕾），清热凉血止血，去大肠热，治肠风便血，润肠通便，疗大便秘结、肛裂、内痔下血等。胖大海清热解毒，润肺利咽，开宣肺气，通利大便；治骨蒸内热，三焦火症，大便出血。肉苁蓉补肾益精，营养五脏，强阴益髓，润燥滑肠，擅治血枯便秘、老人肠燥闭结。以上三药相伍，具有上述功能。用时以开水冲泡代茶饮，可治肠风便血，血热便秘，血枯便秘，老年人肠燥闭结，内痔出血，肛裂患者便血、便秘、便难、肛门疼痛。本方既可用于治疗便秘，又能预防发生便秘，简、便、验、廉，实为良方，值得推广应用。

【方歌】槐米茶是小验方，大海苁蓉共三样，

　　　　清热凉血实在妙，润肠通便效卓彰。

2.文明茶

【组成】当归20 g，决明子10 g，肉苁蓉30 g。

【功能】和血生新，益阴泄热，温养阳气，润肠通便。

【主治】血虚肠燥，津液亏损，大便秘结。

【用法】开水泡，代茶饮。成年人每日需饮水2500 mL左右，小儿根据年龄大小酌情减量使用。

【方解】方中当归补血和血，补五脏，生新血，润燥滑肠，擅治肠燥便难，

大便不通；决明子利五脏，除肝热，消肿毒，利水通便，擅治习惯性便秘；肉苁蓉补肾益精，营养五脏，强阴益髓，润燥滑肠，擅治血枯便秘、老年人肠燥闭结。以上三药相伍，用于治疗习惯性便秘、血枯便秘、老年人肠燥便秘有良效。

【方歌】文明茶方归明蓉，和血益阴通便灵，

温养阳气力增倍，肠燥便秘服康平。

3.五子白芸汤

【组成】生白术30 g，杭白芍20 g，肉苁蓉（酒）30 g，锁阳15 g，韭子12 g，女贞子12 g，决明子12 g，陈皮12 g，瓜蒌子12 g，菟丝子12 g，生甘草6 g。

【用法】水煎，内服，每日1剂，分2次服，或制成不同剂型，按说明服。

【功能】补脾益肾，生津润肺，涤垢开郁，润肠通便。

【主治】脾肾两虚型便秘。

【方解】方中白术和中益气，补脾暖胃，生津增液，消谷纳食。白术具土德之全，为脾脏补气第一要药。脾虚不健，术能补之；胃虚不纳，术能助之。土旺则能胜湿，湿去则清气善升，浊气善降，利于大便排出，故白术当为治疗便秘之首选药。白芍药性味苦酸甘凉，养血柔肝益脾，缓中通顺止痛，强五脏，补肾气，利血脉，泻肝火，去积垢，消瘀滞，可使"气内滞而物不行"之便秘得以解除。肉苁蓉、锁阳补肾益精，强阴益髓，养五脏，润肠燥，擅治血枯便秘、老年人大便闭结。五仁（韭、贞、明、蒌、菟）质润多脂，补肝益肾，润肺下气，涤垢开郁，润肠通便，擅治肾虚便秘。陈皮、甘草破滞气，益脾胃，理气调中，润肺解毒，调和诸药。以上诸药相伍，具有上述功能，用以治疗脾肾两虚型便秘，功效尤佳。

【方歌】五子白芸锁芍术，韭贞明蒌菟丝服，

贵老国老常相伴，脾肾虚秘症立除。

4.童秘舒

【组成】生白术10 g，当归6 g，白芍6 g，玄参6 g，鸡内金6 g，生地黄6 g，天冬6 g，石斛6 g，陈皮3 g。

【功能】健脾益胃，滋阴生津，理中润燥，通畅大便。

【主治】婴童便秘。

【用法】水煎内服，或开水冲泡代茶饮，或制成颗粒剂温开水冲服。

【方解】方中白术健脾益胃，燥湿和中；归、芍补血养血，强五脏，益肾气，润肠燥，以上三味为方中君药。玄、地、冬、斛滋阴养血，生津润燥，为臣药。鸡内金健胃消食，为佐药。陈皮理气调中，为使药。以上诸药相伍，具有健脾益胃、滋阴生津、理中润燥、通畅大便之功效，用以治疗婴童血热津亏便秘，疗效较好，安全可靠，可以推广应用。

【方歌】童秘舒，天地人，

归术芍，内斛陈。

5.妊秘通

【组成】黄芪（炙）30 g，生白术30 g，当归15 g，白芍20 g，玄参20 g，生地黄15 g，麦冬15 g，肉苁蓉30 g，桔梗10 g，陈皮12 g。

【功能】益气养血，滋阴生津，宣肺理气，润肠通便。

【主治】妇女孕期气血虚弱，津液亏乏，肠燥不润，大便秘结。

【用法】水煎，内服，每日1剂，分两次服。

【方解】方中芪、术、归、芍益气养血；玄、地、冬、蓉滋阴生津，润肠通便；桔、陈宣肺理气，开上窍通下窍。诸药相伍，具有上述功能。治疗孕妇气血虚弱，津液亏乏，肠燥便秘，疗效甚佳。

【方歌】妊秘通芪术归芍，玄地冬陈蓉桔合。

6.双补增津汤

【组成】党参20 g，生白术30 g，黄芪（炙）30 g，当归15 g，白芍20 g，生地黄20 g，何首乌30 g，阿胶20 g，肉苁蓉30 g，玄参15 g，麦冬15 g，柴胡15 g，瓜蒌15 g，陈皮12 g。

【功能】补益气血，增液生津，宣肺理气，润肠通便。

【主治】妇女产后，血水俱下，气血两亏，阴津大耗，肠燥不适，大便秘结。

【用法】水煎，内服，每日1剂，分两次服。

【方解】方中党、术、芪、归、芍、胶、首大补气血；玄、地、冬养阴增液；肉苁蓉补肾益精，养五脏，强阴益髓，润肠通便；柴、蒌、陈宣肺理气，散结滑肠。以上诸药相伍，具有上述功能。治疗妇女产后便秘，其效尤良。

【方歌】双补增津地归芍，参芪玄冬首术阿，

陈蓉柴菱煎服饮，产妇便秘医效卓。

7.虚秘宝

【组成】当归15 g，桔梗10 g，紫菀10 g，肉苁蓉30 g，苏子10 g，白术30 g，瓜蒌12 g，韭子12 g，槟榔15 g。

【功能】补脾益胃和中，滋肾养血润燥，宣肺利窍通腑。

【主治】血虚气滞便秘，血枯便秘，老年人便燥闭结。

【用法】以上药物共研细末，加适量白酒拌和，装入事先备好的布袋之中，用时贴于脐部，间日一换。

【方解】方中白术性味苦甘温，入脾胃经，具土德之全，乃安脾胃之神品，为后天资生脾脏补气第一要药，强脾胃，生津液，消谷纳食。脾虚不健，术能补之；胃虚不纳，术能助之。脾土旺则能健运，脾土旺则清气善升，精微上奉，浊气善降，糟粕下输，为治脾虚便秘首选药物。当归补血和血，润燥滑肠，治肠燥便难。肉苁蓉补肾益精，润燥滑肠；治血枯便秘，老年人便燥闭结。韭子，韭菜子，韭菜亦名起阳草、壮阳草，补肝肾、暖腰膝，壮阳固精，补虚温中，调和脏腑。瓜蒌润肺化痰，散结滑肠，治消渴、便秘。苏子下气消痰，润肺宽肠；治气滞便秘。紫菀润肺下气，安五脏，补不足，体润滋肾，散结降气，顺调气机，润大肠燥结。桔梗开宣肺气，开肺气之结，宣心气之郁，肺气开则腑气通。槟榔健脾调中，宣行通达，壮气利气，顺气敛气，逐邪安正，通利九窍，通肠逐水，下肠胃有形之物。以上诸药相伍，具有上述功能。用以贴脐治疗血虚气滞便秘、血枯便秘、老年人便燥闭结，疗效尚好。

【方歌】虚秘宝归桔菀蓉，苏术蒌韭子槟同，

研末加酒袋中装，贴脐医治虚秘灵。

8.增津宝

【组成】川芎12 g，当归20 g，白芍20 g，生地黄20 g，肉苁蓉30 g，何首乌30 g，锁阳20 g，瓜蒌仁20 g，槐米20 g，女贞子20 g，柏子仁20 g。

【功能】补血养血，和阴生津，润肠通便。

【主治】津液不足型便秘。

【用法】水煎，内服，每日1剂，分两次服。

【方解】方中归、首、芍补血养血，柔肝缓急，通顺血脉，强壮五脏；蓉、阳补肾益精，强阴益髓，增津润肠；槐米清热凉血，去大肠热，治肠风便血，止血通便；蒌、柏二仁，汁润多脂，补肺下气，涤垢开郁，润肠通便，善治老年或病后肠结便秘，其效尤良；川芎解郁、通达气机；生地黄生津润燥，佐以女贞子补肾阴、清虚热，增水行舟。以上诸药相伍，治疗津液不足型便秘，其效尤佳。

【方歌】增津宝方四物生，蓉首锁柏瓜槐贞，

滋阴养血效奇妙，液增肠润便秘通。

9.宣达散

【组成】苏子12 g，制半夏10 g，前胡10 g，厚朴（姜）10 g，炙甘草6 g，当归15 g，陈皮12 g，生姜3 g，肉桂6 g，瓜蒌仁20 g，枳壳12 g，莱菔子20 g。

【功能】宣肺健脾温肾，理气通便。

【主治】气机郁滞型便秘。

【用法】水煎，内服，每日1剂，分两次服。

【方解】陈皮、枳壳理气化滞；苏子、莱菔子、瓜蒌仁降气润肠通便；前胡、生姜降气化痰、宣散肺气；半夏、厚朴降逆燥湿行气；当归补血调肝，使肝升脾降、调畅气机；肉桂温经通阳、宣导百药；炙甘草补中益气、调和药性。诸药合用，开上窍通下窍，理气开郁，"提壶揭盖"，故能达到调气行滞之功。治疗气机郁滞型便秘，颇有良效。

【方歌】宣达散治气秘方，气滞物停效卓彰，

苏子陈前莱夏桂，朴归蒌仁枳草姜。

10.培元丹

【组成】当归15 g，杭白芍20 g，何首乌30 g，女贞子15 g，锁阳15 g，韭子12 g，熟地黄20 g，淫羊藿12 g，桃仁泥10 g，火麻仁15 g，莱菔子20 g，生白术30 g，生甘草6 g。

【功能】补脾益肾，培元通便。

【主治】脾肾两虚型便秘。

【用法】水煎，内服，每日1剂，分两次服。

【方解】该证因劳倦内伤，或久病产后及老年体虚之人，气血两亏，气虚则大肠传导无力，血虚则津枯不能滋润大肠，久病及肾，以致本元受亏。真阴一亏，则肠道失润而更加干槁；真阳亏则不能蒸化津液，使大便秘结不通。方中当归、白芍、何首乌、熟地黄补血和血，擅治营血亏虚、血行不畅之病；锁阳、韭子、女贞子、淫羊藿温肾滋阴增液，补肝肾，润肠燥，安五脏，养精神，除百疾，擅治血燥便秘、老年便秘；桃仁泥、火麻仁润燥滑肠，去瘀生新，擅治肠燥便秘；莱菔子下气宽中，攻肠胃积滞，顺气开郁，消胀除满，攻坚积，疗后重；生白术健脾和胃，运气利血，生津增液，升清降浊，利于大便排出，是治疗便秘的首选药物；生甘草和中缓急，调和诸药。以上药物相伍，使先天得滋，后天得补，气足津充而传导有力，便秘得除。本方具有补脾益肾、培元通便之功效，治疗脾肾两虚型便秘，症如前述者疗效极佳，可谓良方。

【方歌】培元丹治冷秘良，脾肾两虚功效强，

　　　　归芍首贞锁韭地，桃麻仁莱术甘羊。

11.热秘荃

【组成】枳实12 g，芒硝10 g，厚朴12 g，大黄10 g，当归15 g，白芍15 g，桃仁10 g，麦冬15 g，生地黄20 g，黄芩12 g，桔梗12 g，莱菔子20 g，甘草6 g。

【功能】清热泻火，润燥软坚，荡涤热结燥屎，滋阴生津，润肺宽中，消积除满。

【主治】燥热内结型便秘。

【用法】水煎，内服，每日1剂，分两次服。

【方解】方中枳实、厚朴、芒硝、大黄清结热、泻实滞，润燥软坚，消积除满；当归、白芍、桃仁活血行瘀，养血柔肝，润燥滑肠；麦冬、生地黄、黄芩清热凉血、生津润燥；桔梗、莱菔子宣肺、行滞、除满；甘草清热解毒，补脾益气，调和诸药。诸药相伍，治疗燥热内结型便秘疗效极佳。

【方歌】热秘荃枳硝朴黄，归芍桃仁麦地良，

　　　　芩桔卜子迎国老，燥热内结秘效强。

12. 秘宝康

【组成】全当归15 g，肉苁蓉30 g，何首乌30 g，杭白芍20 g，槐米20 g，火麻仁15 g，郁李仁15 g，柏子仁15 g，瓜蒌仁15 g，炙杏仁15 g，锁阳15 g，陈皮12 g，莱菔子20 g，焦三仙各15 g，甘草6 g。

【功能】补血养血，强阴益髓，补肾壮阳，理气健胃，消胀除满，散瘀止痛，涤垢开郁，润肠通便。

【主治】血虚肠燥型便秘。

【用法】水煎，内服，每日1剂，早晚分服。或制成不同剂型，按说明服。

【方解】秘宝康以当归、杭白芍、何首乌为主药，取其补血和血，滋阴润肠，散结毒通大便，以求善补阳者以阴中求阳之义。同时何首乌所含蒽醌衍生物，能促进肠管蠕动，利于大便的排出。配以肉苁蓉、锁阳补肾益精强阴益髓，肾司二便，肾得固则开阖有力，大便易于排出。槐米可使体内热清，肠润便通。肺与大肠相表里，大肠燥热则肺失宣降，故取五仁质润能去燥，性滑能利窍，益肺气通调水道。五仁中又各有特色：杏仁、瓜蒌仁能宣肺润肠，滑利大便；火麻仁、郁李仁性甘平，入大肠经，润肠通便，滋养补虚；柏子仁养心安神、补血通便。五仁相互协同，功效益彰。莱菔子宽中行气，消食除胀，降气化浊，助便下行。陈皮能行气而不破气，有利于肺与大肠的协调作用。焦三仙健脾胃助消化，有利于脾升胃降，从而促使大肠正常传导。甘草和中缓急，润肺解毒，调和诸药，亦可增强肌力，促进排便。以上组方体现了张老治虚为本，调理气机，腑病治脏的施治特点。

【方歌】秘宝康归蓉首芍，槐米五仁锁阳合，

　　　　陈莱"三仙"会国老，血虚便秘功效卓。

13. 畅尔舒

【组成】生白术30 g，生黄芪30 g，何首乌30 g，全当归15 g，肉苁蓉30 g，瓜蒌仁15 g，杏仁12 g，陈皮12 g，锁阳15 g，桔梗12 g，紫菀10 g，枳实15 g，槟榔15 g。

【功能】宣肺健脾益肾，滋阴养血润肠。

【主治】泻药依赖型便秘及肺脾肾三脏亏虚型便秘。

【用法】水煎，内服，每日1剂，分两次服。

【方解】方中黄芪味甘微温，归肺、脾二经，擅补肺脾之气；何首乌苦涩甘温，归肝、心、肾经，补肝肾，益精血，润肠通便，共为主药。当归甘辛温，归肝、心、脾经，补血活血，润肠通便；生白术苦甘温，归脾、胃经，健脾益气，润肠通便；锁阳甘温，归脾、胃、大肠经，补肾阳，益精血，润肠通便，共为辅药。杏仁甘温，入肺、大肠经，祛痰止咳，润肠下气；瓜蒌仁味苦、性甘寒，润肺化痰，滑肠通便；陈皮苦辛温，归肺、脾经，理气健脾；槟榔、枳实行气除胀；桔梗、紫菀宣通肺气，开上窍，通下窍，共为佐使药。诸药合用，共达宣肺健脾温肾、滋阴养血润肠之效。

【方歌】畅尔舒归首术芪，蓉阳杏蒌桔菀皮，

枳实槟榔同煎服，泻剂便秘效著奇。

二、肠炎泄泻治疗方

张老认为，脾虚湿盛是本病发生的重要因素，湿邪困脾，运化失常，《素问·阴阳应象大论篇》曰："湿胜则濡泄"，水谷精微不能化生，气血瘀滞，腐败化为脓血。本病初起以脾虚夹湿为主，进一步发展出现湿热蕴结大肠，损伤阳气，导致寒湿内停，并及于肾，脾肾两虚，虚实夹杂。湿邪、气滞、脾虚贯穿于本病的全过程。根据以上病因病机，概括总结张老治疗泄泻之法有如下六种：①益气健脾，和胃渗湿；②清热利湿，调气化滞；③活血化瘀，理肠通络；④温补脾肾，涩肠止泻；⑤柔肝健脾，止泻止痛；⑥益气健脾，养血化滞。

本病初起多为实证、热证，治疗宜祛邪为主，如清热利湿、调气化滞，忌用收涩之品，本人体会，张老在处方时常加用白头翁、马齿苋、白及、地榆之类，以清肠中湿热，敛疮生肌。日久虚实夹杂，宜攻补兼施，《黄帝内经》曰："邪之所凑，其气必虚。"治疗本病要始终照顾脾胃，祛除湿邪，不宜过用攻伐之品。

1.肠腑安

【组成】苍术15 g，白术15 g，当归尾10 g，云茯苓15 g，地榆15 g，白及20 g，马齿苋30 g，天龙6 g，海螵蛸10 g，三七3 g，冰片3 g。

【功能】健脾除湿，益胃和中，解郁辟秽，散结消肿，止痛止血，化腐排

脓，敛溃生新。

【主治】溃疡性结肠炎、直肠炎，克罗恩病。

【用法】水煎，保留灌肠，每日1次，每次灌注药量可达50mL-100mL-200mL，根据病变侵犯肠段情况而定。药量大者，用吊瓶点滴法注入；药量小者，可用注射器缓慢推注。

【方解】方中苍术、白术健脾除湿，益胃和中，解郁辟秽。无湿不成泻，湿除则泻停，脾健泻自止。当归尾破恶血，生新血，化瘀排脓止痛。云茯苓益脾和胃，渗湿利水。地榆清热解毒，凉血止血，化脓血，除瘜肉，疗溃疡，医恶疮。白及消肿止血，生肌敛疮。马齿苋清热解毒，散血消肿，治热痢脓血、痈肿恶疮。天龙祛风，定惊，散结，解毒，治恶疮。海螵蛸除湿，制酸，止血，敛疮，治泻痢、阴蚀烂疮。三七止血散瘀，消肿定痛，治各种出血、痈肿、疼痛。冰片（龙脑香的加工品）气清香纯，通诸窍，散瘀火，去胬腐，消肿痛，治痈肿、五痔、肠脱。以上诸药相伍，具有前述功能，用于保留灌肠治疗溃疡性结肠炎、直肠炎及克罗恩病疗效满意。

【方歌】肠腑安归二术苓，榆冰换马及蛸龙，

除湿辟秽化瘀腐，肠炎泄泻"克罗"平。

2.春晖止泻宝

【组成】潞党参20 g，焦白术30 g，炒白芍20 g，五味子12 g，诃子肉12 g，肉豆蔻12 g，吴茱萸6 g，补骨脂30 g，炮干姜6 g，上肉桂10 g，广木香6 g，炙甘草6 g。

【功能】健脾温中，暖肾助阳，散寒除湿，调气行滞，涩肠止泻，提脱陷，止滑泄。

【主治】命门火衰，肾虚冷泻，肠癖脓血，久泻不止，大肠滑脱。

【用法】诸药研末，加酒贴脐，间日一换。

【方解】方中参、术、芍补脾益胃，燥湿和中，柔肝止痛；味、诃、蔻、萸、脂温中下气，暖脾温肾，散寒除湿，治命门火衰、肾虚冷泻；姜、桂温中逐寒，回阳通脉，行郁降浊，止泻止痛；广木香调和诸气，温中和胃，行气止痛；炙甘草和中缓急，调和诸药，解百毒。以上诸药相伍，具有上述功能。治疗命门火衰，肾虚冷泻，肠澼脓血，久泻不止，大肠滑脱，有显著疗效。

【方歌】止泻宝潞参术芍，香味诃蔻姜桂和，

吴萸脂草研贴脐，脾肾虚寒泄泻瘥。

3.肠健平

【组成】薏苡仁30 g，党参20 g，焦白术20 g，茯苓15 g，白扁豆30 g，陈皮12 g，乌药10 g，砂仁15 g，山药30 g，桔梗12 g，莲子30 g，甘草6 g，马齿苋30 g，五味子15 g。

【功能】健脾补气，和胃渗湿。

【主治】脾虚夹湿型结肠炎。

【用法】水煎，内服，每日1剂，分两次服。

【方解】方中党参补益脾胃之气，茯苓、白术健脾渗湿，均为君药。山药补脾益肺，莲子健脾涩肠，扁豆健脾化湿，薏苡仁渗湿，以上均可资健脾止泻之力，共为臣药。佐以砂仁芳香醒脾，行气和胃，化湿止泻。桔梗宣利肺气，作用有三：一者配砂仁调畅气机，治脘腹痞闷；二者开提肺气，以通调水道；三者以其为舟楫之剂，载药上行，使全方兼有脾肺双补之功。陈皮理气调中，燥湿。乌药顺气开郁，散寒止痛。甘草和中缓急，调和诸药，共为佐使。以上药物相伍，具有健脾除湿止泻之功。马齿苋性味酸寒，清热解毒，散血消肿，擅治热痢脓血。五味子养五脏，暖水脏，补元气，生津液，润肺，补肾止泻痢。

【方歌】肠健平苡参术苓，扁陈乌砂山桔梗，

甘莲苋味肠炎治，最宜脾虚夹湿型。

4.肠清舒

【组成】当归15 g，黄连10 g，焦三仙各15 g，白头翁30 g，秦皮10 g，黄柏12 g，车前子30 g，陈皮12 g，土茯苓30 g，槟榔10 g，木香6 g，白芍20 g，枳壳12 g，甘草6 g。

【功能】清热解毒利湿，调气行血化滞。

【主治】湿热蕴结型结肠炎。

【用法】水煎，内服，每日1剂，分两次服。

【方解】方中白头翁、黄连、黄柏、秦皮清热解毒，凉血止痢；土茯苓、车前子清热解毒利湿；当归、白芍补血养血，活血止痛；槟榔宣利脏腑，固脾壮

气，定痛和中，行气利水；焦三仙健脾和中，消食健胃，散瘀止痛；炒枳壳健脾开胃，调和五脏，消胀满，除肠风，医胸痞胁胀，疗下痢后重；木香行气止痛，理中和胃；陈皮理气健脾，消胀除满，燥湿化痰；甘草和中缓急，调和诸药。以上诸药相伍，具有清热解毒利湿、调气行血化滞之功。

【方歌】肠清舒归连仙翁，秦柏车陈土苓槟，

木芍枳草肠炎治，湿热蕴结效更精。

5.理肠宝

【组成】丹参30 g，滑石粉30 g，当归15 g，姜厚朴15 g，肉豆蔻（麸煨）15 g，桃仁（炒）12 g，赤芍12 g，淡竹叶12 g，苦杏仁（蜜炙）12 g，川木通10 g。

【功能】活血化瘀，理肠通络。

【主治】血瘀肠络型肠炎泄泻。

【用法】水煎，内服，每日1剂，分两次服。

【方解】方中当归、赤芍、桃仁、丹参活血化瘀；杏仁理肺气，行滞气，消咳喘，润肠胃；肉豆蔻理中焦，益脾胃，消宿食，除胀满，疗胃痛，止泄泻；滑石清热渗湿，清三焦，凉六腑，利诸窍，通壅滞，补脾胃，实大肠，化积滞，逐瘀血，降心火，解烦渴，下垢腻，消水肿，分水道，止泻痢；厚朴温中益气，治腹痛胀满，疗泄泻下痢；竹叶清热，健脾，安神；木通泻火利水，通利血脉，散痛肿诸结。以上诸药相伍，具有活血化瘀、行滞除胀、消肿止泻之功。

【方歌】理肠宝归桃丹芍，滑朴蔻竹杏通和，

诸药相伍肠炎治，血瘀肠络功效卓。

6.肠怡舒

【组成】当归12 g，党参15 g，炒白术15 g，罂粟壳6 g，肉桂6 g，白芍12 g，补骨脂30 g，五味子12 g，吴茱萸12 g，制附子10 g，炙甘草6 g，广木香6 g，诃子肉15 g，肉豆蔻15 g。

【功能】温补脾肾，涩肠止泻。

【主治】脾肾两虚型肠炎泄泻。

【用法】水煎，内服，每日1剂，分两次服。

【方解】方中用"真人养脏汤"补虚温中，涩肠固脱；补骨脂补肾壮阳，通命门，暖丹田，敛精神，治肾虚冷泻；五味子养五脏，暖水脏，益肺金，补元气，消水肿，治泻痢；吴茱萸温中散寒燥湿，疏肝止呕止痛，主治泛酸嗳气，胃腹冷痛，腹泻久痢；制附子回阳补火，温热脾胃，散寒除湿，治脏腑沉寒、心腹冷痛、暴痢脱阳、久泻脾泻。以上诸药相伍，具有温补脾肾、涩肠止泻之功。

【方歌】肠怡舒归参术罂，桂芍脂味萸附中，

           草香诃蔻肠炎治，脾肾两虚有奇功。

7.肠舒安

【组成】炙黄芪30 g，白术20 g，炒白芍20 g，丹参20 g，茯苓20 g，炒麦芽20 g，陈皮12 g，防风12 g，北柴胡12 g，制吴茱萸12 g，黄连片6 g，煨木香6 g，甘草6 g。

【功能】柔肝健脾，止泻止痛。

【主治】肝脾不和型肠炎泄泻。

【方解】方中白术、白芍、陈皮、防风补脾柔肝，祛湿止泻；木香、黄连清热治痢，行气止痛；柴胡宣畅血气，下气消食，治虚劳烦热、往来寒热、夜间潮热；茯苓渗湿利水，益脾和胃，宁心安神，除虚热，开腠理，生津液，泻膀胱，益脾胃，消水肿，止泄泻；吴茱萸散寒温中，理气止痛，燥湿解郁，温暖膀胱，脾水道清，大肠自固，能治多年脾泻；一味丹参，功同四物，能活血化瘀，补新生血，安神守心，排脓止痛，生肌长肉，疗恶疮肿毒、瘀血腹痛；黄芪益元气，温三焦，壮脾胃，补五脏，消水肿，托疮毒，生肌肉，敛溃疡，温分肉，实腠理，泻相火，解肌热，治肠风便血，疗脾虚泄泻；大麦芽和中消食，开胃除烦，疏肝气，宽肠胃，止泄泻；甘草解毒，补脾益气，调和诸药。以上诸药相伍，疏肝理脾，调气活血，止泻止痛。

【方歌】肠舒安术芍陈风，柴连木丹芪萸苓，

           麦芽草柔肝健脾，肝脾不和泻效精。

8.肠炎康

【组成】党参20 g，炒白术20 g，生黄芪30 g，当归20 g，龙眼肉15 g，炒枣仁20 g，马齿苋30 g，远志12 g，焦三仙各15 g，陈皮12 g，阿胶30 g，广木香3 g，白

及20 g，补骨脂30 g，云苓15 g，甘草6 g。

【功能】益气健脾，补血，佐以化滞。

【主治】气血两虚型肠炎泄泻。

【用法】水煎，内服，每日1剂，分两次服。

【方解】方中"归脾丸"健脾益气，补血养心；补骨脂补肾助阳，大补元气，擅治肾虚冷泻；阿胶、白及补血止血；马齿苋清热利湿；焦三仙和中消食健胃，散瘀止痛；陈皮理气健胃，擅治胃腹胀满。诸药相伍，气血双补。治疗气血两虚型肠炎泄泻。

【方歌】肠炎康归参术芪，龙眼枣志苋仙皮，

　　　　阿香及脂云苓草，气血两虚肠炎医。

9.泻康平

【组成】焦白术30 g，炒白芍20 g，厚朴12 g，肉豆蔻9 g，吴茱萸6 g，云茯苓15 g，马齿苋30 g，车前子30 g，炙甘草6 g，白屈菜10 g。

【功能】暖脾胃，固大肠，化中滞，止泄泻。

【主治】脾肾虚寒型肠炎泄泻。

【用法】水煎，内服，每日1剂，分两次服。

【方解】方中白术苦甘温，入脾、胃经，为脾脏补气第一要药。脾虚不健，术能补之；胃虚不纳，术能助之。善于健脾胃、止泄泻。厚朴苦辛温，入脾、胃、大肠经，温中下气，燥湿消痰，温暖脾胃，宽中化滞，厚肠胃，除寒湿，消胀满，治腹胀痞满、宿食不消、寒湿泻痢。肉豆蔻温中下气，除寒燥湿，开胃消食，暖脾胃，固大肠，该药温煦芳香，能振动阳气，醒脾健运，温中补脾，脾得补而善运化，善治久泻不已、久痢精冷。吴茱萸温中止痛，理气燥湿，逐风邪，开腠理，利五脏，治脏寒吐泻、冷食不消，利大肠壅气。茯苓为利水除湿要药，淡能利窍，甘能助阳，渗湿利水，益脾和胃，宁心安神，治小便不利、水肿胀满、泄泻、遗精、淋浊。马齿苋性味酸寒，入大肠、肝、脾经，清热解毒，散血消肿，治热痢脓血、痈肿恶疮。车前子性味甘寒，入肾、膀胱经，为肝、肾、膀胱三经要药，行肝疏肾，畅郁和阳，利水清热止水泻，治小便不通、暑湿泻痢。白屈菜性味苦涩温，镇痛，解痉，消肿，治消化性溃疡、肠炎、肠息肉。甘草和中缓急，润肺解毒，调和诸药。以上诸药相伍，具有暖脾胃、固大肠、化中滞、

止泄泻之功。用于治疗脾肾虚寒型肠炎泄泻，效果显著。

【方歌】泻康平屈车马苓，术芍草朴蔻萸同，

健脾利湿温中焦，脾肾虚泻功效雄。

三、直肠脱垂治疗方

脱肛是中医学病名，现代医学称为直肠脱垂。张老认为其病因多为：

（1）血不足，湿热下注，不能升提。

（2）气虚下陷，中气不足，不能收摄。

（3）肺肾两虚，寒热洞泄，不能固涩。

张老将脱肛治疗辨证分为五型：气虚型、血虚型、气血双虚型、肺虚型、肾虚型，并总结临床经验方如下。

1.葱韭汤

【组成】大葱60 g，韭菜120 g。

【功能】补虚温中，活血消肿，涩肠固脱，调和脏腑。

【主治】直肠脱垂、子宫脱垂。

【用法】水煎，坐浴，每日1次，每次20~30分钟。水温要适宜，不可过热或过凉，以免影响疗效。

【方解】方中大葱性味辛温，功能发表、通阳、利窍，散瘀、解毒，消肿，生肌、长肉，广谱抗菌；擅治二便不利，小肠胀气，赤白痢，便血，肠癖，恶疮，伤口溃烂，久不愈合。韭菜性温，味酸涩、辛咸，有补虚温中壮阳、调和脏腑、涩肠固脱止遗之功效；擅治梦泻遗精，肠脱不收，子宫下垂等。

【方歌】葱韭汤补虚温中，消肿解毒提陷升，

涩肠固脱实在妙，肠脱阴挺洗效精。

2.休马汤

【组成】蚤休30 g，马齿苋30 g，石榴皮30 g，乌梅15 g，芒硝30 g，韭菜60 g，大葱60 g。

【功能】清热解毒消肿，涩肠固脱止痢。

【主治】直肠脱垂、子宫脱垂。

【用法】水煎，坐浴，每日1~2次，每次20~30分钟，水温要适宜，不可过热或过凉。

【方解】方中蚤休、马齿苋清热解毒，活血，消肿；韭菜温中行气，调和脏腑，补虚益肾，壮阳固脱，擅治脱肛、阴挺；大葱消肿解毒，广谱抗菌，敛疮生肌；芒硝泻热，润燥，软坚；乌梅、石榴皮敛肺，消肿，涩肠止痢，固脱。以上诸药相伍，具有上述功能。治疗脱肛、阴挺，特别是肿胀有炎症者，疗效甚佳。

【方歌】休马榴梅硝韭葱，脱肛阴挺洗有功，

清热解毒消肿妙，涩肠固脱效验精。

3.灵通汤

【组成】甘草20 g，芒硝30 g，薄荷10 g，五倍子15 g，土茯苓30 g，白矾10 g，红花15 g。

【功能】补虚益气，辟秽解毒，活血祛瘀，涩肠固脱。

【主治】脱肛，阴挺。

【用法】水煎坐浴，每日1~2次，每次20~30分钟，水温要适宜，不可过热或过凉。

【方解】方中甘草和中解毒，补虚损，益精养气，通九窍，利百脉；土茯苓解毒除湿，医恶疮痈肿；薄荷疏风散热，辟秽解毒；五倍子涩肠止痢，敛溃疮，收肛脱；芒硝泻热，润燥软坚；白矾酸涩收敛，燥湿解毒，化瘀腐，止肠脱；红花活血祛瘀，止痛消肿。以上诸药相伍，具有上述功能，治疗脱肛阴挺疗效甚佳。

【方歌】灵通汤硝荷矾红，五倍子相伴土苓，

解毒消肿酸涩敛，洗治肠脱效力宏。

4.梅五汤

【组成】乌梅15 g，五倍子15 g，草河车30 g，生甘草20 g。

【功能】解毒消肿，涩肠止痢，敛溃固脱。

【主治】脱肛，阴挺：脱出部分有肿大、溃疡、糜烂流水者。

【用法】水煎，坐浴，每日1~2次，每次20~30分钟，水温要适宜，不可过热或过凉。

【方解】方中乌梅酸涩收敛，消肿止痢，涩肠固脱；五倍子涩肠止痢，敛溃疡，收脱肛；草河车清热，解毒，消肿，治痈肿诸疮；生甘草调和诸药，解百毒，通九窍，利百脉。以上诸药相伍，具有解毒消肿、涩肠止痢、敛溃固脱之效。用以治疗脱肛、阴挺，其效尤佳。

【方歌】梅五汤治脱肛好，草河车与生甘草，

　　　　肠头出露肿溃烂，水煎坐浴效如宝。

5.脱福康

【组成】白矾10 g，石榴皮30 g，五倍子15 g，乌梅15 g，红花15 g，生甘草20 g，金樱子10 g，防风20 g，乳香20 g。

【功能】酸涩收敛，活血消肿，涩肠固脱。

【主治】脱肛，阴挺，疮疡胬肉。

【用法】以上诸药放于大砂锅中，加水3000 mL，浸泡30分钟，放在火上煎煮，先武火后文火，煎煮至2500 mL，过滤去渣，药水放于洗浴盆中坐浴，每日1~2次，每次20~30分钟。

【方解】方中梅、倍、榴、矾、樱酸涩收敛，止泻止痢，涩肠固脱；红花、风、乳、草解毒活血，消肿止痛。以上诸药相伍，具有上述功能。用以浴洗治疗脱肛、阴挺，疗效尚佳，屡用屡验，实为良方。

【方歌】脱福康矾榴五梅，甘红金樱防乳随，

　　　　涩肠固脱功卓著，脱肛阴挺效力威。

6.芪仁固脱宝

【组成】全当归15 g，潞党参20 g，生黄芪30 g，焦白术30 g，五味子10 g，干枝梅10 g，升麻10 g，川枳壳10 g，补骨脂30 g，益智仁30 g，缩砂仁12 g，广陈皮12 g，炙甘草6 g。

【功能】益气健脾养血，升提收敛固摄。

【主治】脱肛，阴挺。

【用法】水煎，内服，每日1剂，分两次服。

【方解】本方专为治疗脱肛、阴挺而设。方中参、芪、术、归益气健脾养血，使气旺血生脾健，肛门肌肉收缩有力，脱肛自可痊愈。补骨脂、益智仁温脾暖肾，通命门，暖丹田，固气涩精，益脾胃，理元气，补肾虚。肾主纳气，肾虚则不能摄纳，肛门开阖失司，肾气得固；开阖有度，肛门收缩有力，肠自不脱。味、梅、升、枳敛肺滋肾，升提中气，涩肠固脱。砂仁和胃醒脾，调中气、开郁结、暖脾胃、消水谷，使后天之本脾胃健，饮食增，身体壮，有利于气虚下陷之脱肛病康复。陈皮、甘草理气调中，调和诸药解百毒。以上诸药相伍，具有上述功能，用以治疗脱肛、阴挺疗效甚佳。

【方歌】芪仁固脱宝归参，梅术升味骨砂陈，

甘枳益气升提妙，涩肠固脱效真神。

四、结肠癌、直肠癌、肛管癌治疗方

脏毒包括了现代医学的结肠癌、直肠癌及肛管癌，张老认为脏毒发生的病因病机是：邪毒蕴聚经络、脏腑，导致气滞血瘀、痰结、食积而成脏毒。不论内在的（精神）或外来的（病邪）等因素影响气的正常运行而造成气的功能失调，形成气虚、气郁、气逆或气陷，日久均可造成气滞血瘀，蕴结日久成癌肿。若饮食不节、过食厚味，影响脾胃运化，则化生湿热，胃肠积热，津液枯耗，气血亏损，气结痰凝。脏毒的发生也与精神因素有关，若忧思郁结，肝脾气郁，经络阻塞，日久积结成核。

同时，张老认为，患者发病后，因病因病程、发病部位、病程长短、个体差异等不同情况而表现出不同的症状和体征，因而必须认真地分析和归纳，分辨气血阴阳的盛衰，厘清正邪关系，确定施治方法。在治疗过程中要注意照顾整体，全面分析，掌握"标本缓急"。在虚实夹杂的情况下尤应注意"标本兼顾""扶正祛邪"。

1.消瘤散

【组成】全当归15 g，生黄芪30 g，白头翁30 g，半枝莲30 g，土茯苓30 g，马齿苋30 g，炒槐花15 g，黑地榆15 g，炒麦芽20 g，广陈皮12 g，生甘草6 g。

【功能】补益气血，消肿化瘤。

【主治】脏毒（结肠癌）、锁肛痔（直肠癌）、结阴（肛管癌），各类恶疮，肠风便血等。

【用法】水煎，内服，每日1剂，分两次服。15日为1个疗程，一般服3个疗程，肿瘤可缩小，症状减轻。长期服用，可控制肿瘤发展，基本控制症状。

【方解】方中黄芪、当归补气养血，扶助正气，消肿托毒，抗击病邪；莲、苓、苋、翁清热解毒，散瘀消肿，止血定痛，去肠垢，消积滞，治疗各种癌症，是战胜病邪的主力军；槐、榆清热解毒，凉血止血，治肠风便血、痈疽恶疮，协助主药战胜病邪；陈皮、麦芽理气调中，消食开胃，增进食欲，使后天之本胃纳、脾运之力增强，使战胜病邪更有足够的力量；甘草和中缓急，润肺解毒，调和诸药解百毒。以上药物相伍，具有上述功能。用以治疗结肠癌、直肠癌、肛管癌、各类恶疮、肠风便血等疗效可靠。

【方歌】消瘤散用归翁芪，半枝土苓苋槐榆，

　　　　陈皮麦芽生甘草，肠癌恶疮总能医。

2.脏毒清

【组成】全当归15 g，潞党参20 g，焦白术30 g，生黄芪30 g，半枝莲30 g，山慈菇20 g，蛇舌草30 g，白头翁30 g，炙鳖甲20 g，露蜂房10 g，广郁金15 g，昆布20 g，鸡内金15 g，炒麦芽20 g，夏枯草15 g，延胡索15 g。

【功能】益气健脾养血，抗炎消肿攻毒，软坚散结消瘤，和胃化瘀止痛。

【主治】脏毒（正虚邪恋型大肠肿瘤、结肠癌）、锁肛痔（直肠癌）、结阴（肛管癌）（各型各类大肠癌及有淋巴结或肝转移者或化疗后体质极虚者或晚期直肠癌不能手术者），服之均有较好效果。

【用法】水煎，内服，每日1剂，分两次服，或制成不同剂型，按说明服用。

【方解】方中归、参、术、芪益气健脾养血（扶助正气，正复邪自除）为君药；莲、慈、舌、翁消肿攻毒、杀灭肿瘤（祛除病邪，邪去则正安）为臣药；甲、房、夏、昆养阴清热，软坚散结，杀灭脏毒为佐药；郁、胡、鸡、麦化瘀止痛和胃为使药。以上诸药相伍，具有上述功能。用以治疗结肠癌、直肠癌、肛管癌（各型各类大肠癌及有淋巴结或肝转移者或化疗后体质极虚者或晚期直肠癌不能手术者），服之均有较好效果。

【方歌】脏毒清归参术芪，莲慈舌翁甲房郁，

　　　　夏昆胡内麦芽（炒），扶正祛邪肠癌医。

3.龙凤汤

【组成】当归15 g，黄芪30 g，白花蛇舌草30 g，党参20 g，香附10 g，凤尾草30 g，延胡索15 g，半枝莲30 g，八月札15 g，桃仁10 g，火麻仁15 g。

【功能】补气健脾养血，解毒散瘀消肿，理气活血止痛。

【主治】恶疮、癌肿，如结肠癌、直肠癌、肛管癌等一切正虚邪实、气衰血虚之证。

【用法】水煎，内服，每日1剂，分两次服。

【方解】方中党参补中益气和脾胃，润肺生津，鼓舞清阳，振动中气，补助中州，润泽四隅，治脾胃虚弱、气血两亏、体倦乏力、慢性贫血、白血病等；黄芪补中益气，益卫固表，益元气，温三焦，壮脾胃，消肿托毒，治一切气衰血虚之证；当归补血和血，补五脏，生新血，润肠胃，排脓止痛；蛇舌草、半枝莲、凤尾草清热解毒，抗癌消肿，散瘀止痛，治痈疽、恶疮、癌肿；火麻仁滋阴润肠化燥，通淋活血滑肠，通血脉，祛瘀血，生新血，治肠燥便秘、大肠气结便闭；桃仁凉血和血，开郁通滞，去瘀生新，润燥滑肠，治瘀血肿痛、血燥便秘、血枯便闭；八月札疏肝理气，健脾和胃，活血止痛，杀虫解毒，除燥利尿，厚肠胃、下三焦、除恶气；延胡索理气活血，散瘀止痛；香附为气病之总司，最能调气而止血，理气通利解郁，疏泄解结止痛。以上诸药相伍，具有上述功能。用于治疗恶疮、癌肿，如结肠癌、直肠癌、肛管癌等一切正虚邪实、气衰血虚之证，有显著疗效。

【方歌】龙凤汤是癌克星，晚期肠癌治有功，

　　　　归芪蛇草参香尾，胡莲札桃麻仁中。

4.蛇草汤

【组成】党参20 g，黄芪30 g，薏苡仁30 g，白花蛇舌草60 g，黄药子15 g，龙葵草30 g，田七3 g，乌梅9 g，乌药9 g。

【功能】补中益气，健脾和胃，去腐生新，消肿托毒，除恶疮，医癌症。

【主治】结肠癌、直肠癌、各类恶疮。

【用法】水煎，内服，每日1剂，分两次服。

【方解】方中党参补中益气和脾胃，润肺生津，鼓舞清阳，振动中气，补助中州，润泽四隅，治脾胃虚弱、气血两亏、体倦乏力、慢性贫血、久泄脱肛、白血病等；黄芪补中益气，温三焦，壮脾胃，消肿托毒，治一切气衰血虚之证；薏苡仁健脾补肺，清热利湿，胜水消肿。治肠痈泄泻、慢性胃肠病、慢性溃疡；蛇舌草清热解毒抗癌，消肿散瘀止痛，治痈疽、恶疮、癌肿；黄药子凉血，降火，消瘿，解毒，治消化系统癌症，可控制症状，改善病情；龙葵清热解毒、活血消肿，治痈疽、恶疮；田七止血散瘀，行瘀血，生新血，消肿定痛，治外伤出血、跌扑瘀血、大肠下血、痈肿疼痛；乌梅收敛生津、涩肠止痢，利尿通便，除死肌，去恶肉；乌药气中和血，气雄性温，辛温香窜，顺气开郁，散寒止痛，能散诸气，扶气宣通，疏散凝滞，散寒气，驱邪气，开郁气，疏经气，理元气，破瘀泄满，止痛消胀，治反胃吐食、寒疝、泻痢、大便频繁等。以上诸药相伍，具有上述功能。用以治疗结肠癌、直肠癌、诸恶疮有显著疗效。

【方歌】蛇草汤治诸恶疮，脏毒以及（痔）锁肛，

参芪苡乌龙葵草，田七黄药乌梅良。

5.白龙汤

【组成】白头翁30 g，龙葵30 g，白花蛇舌草30 g，半枝莲30 g，黄芪30 g，山药30 g，薏苡仁30 g，木香6 g，甘草6 g。

【功能】益气健脾固肾，散瘀消肿托毒，调诸气，去肠垢，止疼痛，治恶疮、癌肿。

【主治】结肠癌、直肠癌、恶疮、癌肿。

【用法】水煎，内服，每日1剂，分两次服。

【方解】方中黄芪、山药补中益气，健脾固肾，消肿托毒，治诸虚百损，一切气衰血虚之证；白花蛇舌草、半枝莲、白头翁、龙葵清热解毒，散瘀消肿，去肠垢，消积滞，治痈疽、恶疮、癌肿；薏苡仁胜水利湿，健脾益胃，止泄泻，敛溃疡；木香行气止痛，温中和胃，健脾消食，疗毒肿，消恶气，为治气之总药：和胃气、通心气、降肺气、疏肝气、扶脾气、暖肾气、消积气、温寒气、顺逆气、达表气、通里气、辟恶气、除浊气、调诸气、管统一身上下内外之气，独推其功；甘草和中缓急，润肺解毒，调和诸药。以上诸药相伍，具有上述功能。用

以治疗结肠癌、直肠癌、恶疮、癌肿有显著疗效。

【方歌】白龙汤把肠癌攻，扶正祛邪有卓功，

芪山蛇草香半枝，龙葵苡仁国老翁。

6.冰雄散

【组成】冰片8 g，雄黄6 g，乳香5 g，没药5 g，血竭5 g，硼砂6 g，白矾10 g，轻粉3 g，蟾皮6 g，儿茶6 g，蛇床子15 g。

【功能】清热解毒，消肿止痛，去腐生新，敛溃疡，蚀恶疮，消肿瘤，除息肉。

【主治】肛管癌，皮肤癌，杨梅疮，下疳疮，诸毒疮。

【用法】以上诸药分别研为细末，再混合后研为细粉。用时以干粉撒于患处，或调膏外涂，间日一换。

【方解】方中雄黄、蟾皮、白矾解毒杀虫，治痈疽、肿毒，蚀恶疮，去息肉；硼砂、轻粉去腐生新，敛溃疡，治毒疮；乳香、没药、血竭散瘀血，生新血，消肿定痛，生肌；儿茶清热化痰，止血定痛，收敛生肌；蛇床子温肾助阳，祛风燥湿杀虫，治湿痒、肿痛；冰片通诸窍，散郁火，消肿定痛。以上诸药相伍，具有上述功能。用以外敷、外涂治疗肛管癌、皮肤癌、杨梅疮、下疳疮、诸毒疮有显著疗效。

【方歌】冰雄散敷皮癌中，乳没血竭硼矾轻，

蟾皮儿床分研细，敷于患处间日更。

7.双龙汤

【组成】半枝莲30 g，土茯苓30 g，山豆根30 g，白花蛇舌草30 g，败酱草30 g，怀山药30 g，黄连10 g，海藻30 g，薏苡仁30 g，夏枯草30 g，蛇莓30 g，山楂15 g，陈皮12 g。

【功能】清热解毒消肿，软坚抗癌除癥，散瘀除湿泻火，排脓止泻止痛。

【主治】早期结肠癌、直肠癌、痈肿恶疮、肠癖泻痢。

【用法】水煎，内服，每日1剂，分2次服。

【方解】方中半枝莲、土茯苓、山豆根、白花蛇舌草、蛇莓、败酱草解毒、消肿、抗癌、散瘀止痢止痛，除湿泻火排脓，治癌肿、恶疮；怀山药健脾补虚益

肾，扶助正气，治诸虚百损；黄连泻火燥湿，解毒杀虫，润心肺，厚肠胃，治痈疽毒疮、肠癖泻痢；海藻、夏枯草软坚散结，化痰消瘰；山楂消食散结，健胃宽胸；陈皮理气调中，燥湿化痰，为理气之珍，上则泻肺邪、降逆气，中则燥脾湿、和中气，下则疏肝木、润肾命，主于顺气、消痰、去郁；薏苡仁健脾补肺，清热利湿，治胃肠病、肠痈、泄泻、慢性溃疡。以上诸药相伍，具有上述功能。用于治疗早期结肠癌、直肠癌、痈肿恶疮、肠癖泻痢，有一定疗效，可控制发展，缓解症状，解除痛苦。

【方歌】双龙汤治肠癌早，半枝土苓豆蛇草，

敗酱山连海藻苡，夏枯蛇莓楂陈好。

8.金灯散

【组成】山慈菇10 g，白屈菜10 g，紫草10 g，儿茶6 g，葶苈子10 g，蟾皮6 g，雄黄10 g，天龙6 g，乳香9 g，冰片3 g。

【功能】解毒消肿，攻坚散结，化痰逐邪，止痛解痉，收敛溃疡。

【主治】肿瘤恶疮（结肠癌、直肠癌、肛管癌）。

【用法】共研细末，局部涂敷，或制成液体喷洒，或水煎保留灌肠。

【方解】山慈菇、白屈菜、紫草、儿茶、葶苈子消肿解毒，攻坚散结，化痰逐邪，荡涤肠胃，驱除积垢，以减邪毒；蟾皮、雄黄、天龙、乳香、冰片解毒消肿，逐除恶物，镇痛解痉，收敛溃疡。以上诸药相伍，具有上述功能。用于治疗肿瘤恶疮（结肠癌、直肠癌、肛管癌）有显著疗效。

【方歌】金灯散雄蟾乳龙，屈慈儿紫草冰葶，

医肠癌逐除恶物，效极速功力恢宏。

五、性传播疾病（淋病、艾滋病、湿疣）治疗方

张老特别强调整体观念，如肺在脏属阴，大肠在腑属阳，二者相为表里；脾主运化升清，大肠司传导化物，相互联系；任督二脉皆起于小腹，出会阴；足太阳膀胱经别入于肛，等等。他认为情志、六淫、饮食等因素皆可伤人，但必先伤于内，后发于外。如肛痈的发生，多与饮食不节、过食辛甘厚味，损脾伤胃，

酿生湿热，下注肛门，阻滞经络，气血凝滞，热胜肉腐而成，故"外之症则必根于其内"。但其局部症状仅表现为肛周的红、肿、热、痛，发展迅速，溃后流黄稠脓液。严重者出现发热、恶寒、头痛、身困等全身症状，患者往往被误认为感冒，结果贻误病机。如果单纯采用局部手术治疗，不辨证用药整体调理，虽暂时痊愈，以后还有再发的可能。部分患者局部检查发现肿疡，结硬疼痛拒按，是属邪实，同时有脾虚泄泻、懒言乏力，为正虚，属虚实夹杂，临床上经常遇到。所以张老一向主张要全身检查与局部检查相结合，整体辨证与局部辨证相结合，整体治疗与局部治疗相结合。如局部外用黄连紫草膏以清热解毒消肿，口服八珍汤以健脾益气养血。故局部病变也应以整体辨证来认识其发生、发展的过程。

1.平疣散

【组成】大黄60 g，炒苍术60 g，黄柏60 g，硼砂60 g，木贼15 g，红花15 g，青黛9 g，冰片9 g，大青叶30 g，板蓝根30 g，鸦胆子30 g，香附15 g。

【功能】清热解毒，辟秽除湿，消肿散结，克削除疣，杀灭病毒。

【主治】千日疮、晦气疮（尖锐湿疣）。

【用法】上药放于大砂锅内，加水3000 mL，煎取2500 mL，过滤去渣，待水冷后，坐浴，每日2次，每次20~30分钟。

【方解】方中苍术、黄柏、大黄、板蓝根、青黛清热解毒燥湿，泻火行瘀辟秽；红花、香附活血通经，祛瘀止痛；木贼疏风散热破积滞，消磨有形之物，克削之力甚强；鸦胆子清热燥湿，杀虫解毒，善治疣、瘤、花柳毒淋，以及各种赘疣、鸡眼等；硼砂防腐生肌；冰片通诸窍，散郁火，去胬肉，消肿痛。以上诸药相伍，治疗千日疮疗效卓著，不用开刀，疣体在不自觉中自行消无，无痛苦，简、便、验、廉，不复发。

【方歌】平疣散月苍柏黄，红梅鸦黛蓝青香，

无心草煎待冷洗，"千日""晦气"消而康。

2.万灵清毒丹

【组成】板蓝根30 g，大青叶30 g，土茯苓30 g，马齿苋30 g，金银花30 g，鱼腥草15 g，白花蛇舌草30 g，生白术30 g，生黄芪30 g，大麦芽20 g，生甘草6 g。

【功能】清热泻火，消瘀散毒，杀虫灭毒。

【主治】千日疮、杨梅疮、脏毒、恶毒大疮等。

【用法】水煎，内服，每日1剂，分两次服。

【方解】方中板蓝根、大青叶、土茯苓、马齿苋、金银花、鱼腥草、白花蛇舌草等七味药清热解毒，去火消肿，辟疫杀虫，主治千日疮、杨梅疮、癌肿恶毒；白术补脾益胃燥湿和中；黄芪益卫固表，消肿托毒；大麦芽益气调中，和胃宽肠；甘草调和诸药，而解百毒。以上诸药相伍，具有上述功能。用以内服治疗千日疮、杨梅疮、各类癌肿、恶毒大疮等均有显著疗效。

【方歌】万灵清毒蓝苓青，蛇草芪术马金腥，

　　　　湿疣梅毒恶疮愈，煎服需配麦灵通。

3.驱艾汤

【组成】黄芪30 g，当归 15 g，炒神曲15 g，炒山楂15 g，炒麦芽15 g，川芎12 g，熟地黄15 g，牛膝12 g，炒桃仁12 g，赤芍10 g，红花10 g，北柴胡10 g，麸炒枳实10 g，桔梗10 g，甘草6 g。

【功能】益气活血，疏散郁结，健胃消食，逐瘀止痛。

【主治】正虚瘀结型艾滋病。

【用法】水煎，内服，每日1剂，分两次服。

【方解】黄芪、当归、熟地黄益气健中；焦三仙消积健脾，顾护胃气；川芎、红花气中血药，串联三焦，消瘀散结。本方由血府逐瘀汤加黄芪、焦三仙组成，具有上述功能，用于治疗正虚瘀结型艾滋病确有效果。

【方歌】驱艾芎归桃地红，仙枳芪柴草膝同，

　　　　桔梗赤芍共煎饮，医治艾滋功效灵。

4.清艾汤

【组成】犀角0.3 g，羚羊角1.5 g，生地黄15 g，白芍15 g，牡丹皮10 g，丹参15 g，玄参15 g，石膏30 g，知母15 g，麦冬15 g，僵蚕9 g，金银花30 g，连翘15 g，紫草12 g，黄连10 g，竹叶6 g，升麻9 g，紫雪丹1.5 g，蝉衣6 g。

【功能】清营凉血，泻热解毒，开窍熄风，救阴复脉。

【主治】热陷营血型艾滋病。

【用法】水煎，内服，每日1剂，分两次服。

【方解】犀角、羚羊角、紫雪丹清热凉血，解毒定惊；生地黄、白芍、丹参、玄参、牡丹皮滋阴解毒，凉血镇痛、生津；石膏、知母、麦冬养阴生津，润肺止咳，归心、肺、胃经；僵蚕、蝉衣消散瘀结，祛风定惊；二花、连翘配伍清热解毒，炎症上炎；黄连、竹叶、紫草祛除中焦之火，养阴润燥；升麻顾护胃气，此三焦通达，上下气机融洽。

【方歌】清艾犀羚地芍丹，丹玄参膏知冬蚕，

　　　　银翘紫草连竹升，热陷营血入雪蝉。

5.艾喜康

【组成】人参12 g，麦冬15 g，犀角0.3 g，牛黄0.3 g，青蒿20 g，鳖甲24 g，寒水石10 g，玄参15 g，知母15 g，黄柏12 g，阿胶10 g，玉枢丹，牡蛎20 g，龟板20 g，生地黄15 g，滑石12 g，白芍15 g，鸡子黄20 g，牡丹皮10 g，蝉衣6 g，僵蚕9 g，五味子10 g，紫石英10 g，生甘草6 g。

【功能】救阴滋液，补虚润燥，佐以清营凉血解毒。

【主治】肺肾阴虚型艾滋病。

【用法】水煎，内服，每日1剂，分两次服。

【方解】人参、鳖甲、麦冬、阿胶、鸡子黄、白芍、生地黄补血和血，养血柔肝，和中止痛，敛阴收汗；牡蛎软坚，化痰；僵蚕祛风解痉，化痰散结；五味子敛肺滋肾，止泻涩精。

【方歌】艾喜康参麦犀黄，青蒿鳖甲寒水尝，

　　　　玄参知柏胶枢蛎，龟地滑芍鸡子黄，

　　　　丹蝉僵味石英草，救阴滋液医艾良。

6.健脾养血汤

【组成】潞党参20 g，焦白术20 g，生黄芪30 g，全当归15 g，朱茯神15 g，炙远志15 g，炒枣仁15 g，龙眼肉15 g，白及15 g，地榆15 g，银柴胡12 g，广木香6 g，陈皮12 g，甘草6 g，生姜3片，大枣3枚。

【功能】健脾益气，补血养心，升阳和胃。

【主治】脾虚血亏型艾滋病。

【用法】水煎，内服，每日1剂，分两次服。

【方解】本方是为治疗心脾两虚之病而设。盖心主血，血虚则心失所养，而心悸失眠；脾为气血生化之源，脾气虚弱，则体倦食少，脾不统血，则（便、溺、崩）血作矣。方中参、术、茯、草健脾益气，黄芪增强益气功效；枣仁、远志、龙眼肉、当归、红枣养血补心以安神；白及、地榆止血；柴胡解表和里升阳；木、陈理气；生姜醒脾，使补而不滞。该方健脾与养心并重，补气与补血兼顾，以治心脾两虚之证。用于治疗脾虚血亏型艾滋病，实有良效。

【方歌】健脾养血归芪参，远茯枣龙及榆陈，

　　　　草木柴术生姜枣，脾虚血亏医艾神。

7.散结消肿汤

【组成】当归12 g，白芍12 g，玄参15 g，贝母12 g，白花蛇舌草30 g，蛇莓30 g，夏枯草15 g，牡蛎20 g，穿山甲10 g，姜黄9 g，僵蚕9 g，黄芩9 g，柴胡6 g，栀子12 g，香附9 g，红花6 g，陈皮9 g，生甘草6 g。

【功能】清热解毒，软坚散结，抗炎消肿。

【主治】痰毒结聚型艾滋病。

【用法】水煎，内服，每日1剂，分两次服。

【方解】方中当归、白芍补血和血，养血柔肝，和中止痛，敛阴收汗；玄参滋阴降火，解毒除烦；贝母润肺散结，止咳化痰；白花蛇舌草、蛇莓清热解毒散瘀，抗炎消肿止痛，专治恶疮癌肿；夏枯草清肝散结，消坚治癌；姜黄去痹除胀，散结消肿，行气止痛；牡蛎化痰软坚，敛阴潜阳；僵蚕祛风解痉，化痰散结；穿山甲消肿溃痈，搜风通络；黄芩泻实火，除湿热，止咳嗽，医肠癖，疗泻痢，治恶疮；栀子清热解毒，凉血泻火，解郁热，行结气；柴胡和解表里，治寒热往来；香附理气解郁，止痛调经，对肝胃不和、气郁不舒、胸胁胀痛、痰饮痞满疗效显著；红花活血化瘀止痛；陈皮理气调中，燥湿化痰；甘草和中缓急，润肺解毒，调和诸药。以上药物相伍，清热解毒，软坚散结，抗炎消肿。治疗痰毒结聚型艾滋病，已出现卡波西肉瘤者，可缓解症状，延长寿命。

【方歌】散结消肿柴栀明，归陈夏枯香附红，

　　　　姜黄蛎甲贝芍草，玄莓蛇草芩僵蚕。

8.益寿汤

【组成】熟地黄30 g，山药15 g，山茱萸15 g，泽泻15 g，牡丹皮15 g，茯苓15 g，麦冬15 g，五味子12 g，何首乌30 g，陈皮12 g，甘草3 g。

【功能】填补真阴，壮水潜阳。

【主治】肾阴亏损型艾滋病。

【用法】水煎，内服，每日1剂，分两次服。

【方解】方中熟地黄滋阴补肾，益髓生血；山茱萸温补肝肾，收敛精气；山药健脾益肾，固精缩尿；泽泻泄肾浊；牡丹皮泄肝火；茯苓渗脾湿；麦冬滋阴生津，润肺止咳，清心除烦；五味子敛肺滋肾，止泻涩精；何首乌补肝肾，益精血，养心安神、陈皮理气、甘草调和诸药。以上药物，相辅相成，温而不燥，补而不滞，填补真阴，壮水潜阳，治疗肾阴亏损型艾滋病，疗效显著。

【方歌】益寿汤方补真阴，壮水潜阳效奇勋，

　　　　地山山泽丹苓味，首麦陈草艾康身。

9.金合汤

【组成】百合9 g，麦冬9 g，玄参9 g，生地黄9 g，熟地黄9 g，当归6 g，白芍6 g，贝母6 g，桔梗6 g，制半夏9 g，枇杷叶6 g，甘草6 g。

【功能】养阴润肺，化痰止咳。

【主治】肺阴不足型艾滋病。

【用法】水煎，内服，每日1剂，分两次服。

【方解】方中百合、麦冬润肺生津；玄参、生熟地黄滋阴清热；当归、白芍柔润养血；贝母、桔梗清肺化痰；制半夏、枇杷叶化痰止咳，和胃降逆；甘草调和诸药。以上药物合用，使阴液充足，虚火自灭，痰化热退，咳嗽自止，胸部疼痛、呼吸困难等诸症自消。

【方歌】金合养阴润肺好，止咳化痰如珍宝，

　　　　百麦玄芍归二地，贝桔夏杷并甘草，

　　　　肺阴不足艾滋病，坚持服用症可消。

六、二便失调、失禁治疗方

张老遵《黄帝内经》之旨，继承李杲、陈实功之说，十分重视脾胃后天之本的重要作用；张老认为，脾主升清，胃主降浊，若脾胃发生病变，纳运失常，则多以滞塞不通为病。尤其是肛肠疾病，脾虚失运，小肠不能分别清浊，大肠传导无力，气机郁滞，湿热流注于下，阴火窜攻于上，则发为诸病。故调理脾胃时强调以通为要，切忌呆滞。

1.斯可福

【组成】党参20 g，炒山药30 g，炒白术20 g，炙黄芪30 g，当归15 g，砂仁12 g，盐益智仁30 g，仙灵脾10 g，烫狗脊10 g，盐巴戟天10 g，锁阳10 g，盐韭子10 g，乌药10 g，陈皮12 g，甘草6 g。

【功能】益气健脾，补肾壮阳，固气涩精，安和五脏，理气开郁，散寒止痛，强阴益髓，补血海，通九窍，利百脉。

【主治】脾肾双虚型肛门失禁。

【用法】水煎，内服，每日1剂，分两次服，或制成不同剂型，按说明服。

【方解】本方专为治疗大便失禁而设。方中党参、黄芪、山药、白术益气健脾，脾健气旺，肌强有力，二阴开阖有度；当归补血和血；砂仁行气调中，醒脾和胃；益智仁性味辛温，温脾暖肾，固气涩精，益脾胃，理元气，补肾虚，敛摄脾肾之气，则逆气归元，涩秽下行；仙灵脾、韭子、锁阳、巴戟天、狗脊补肾壮阳涩精；乌药、陈皮调气健脾，理气开郁，散寒止痛；甘草调和诸药，解百药毒，通九窍，利百脉。以上诸药相伍，具有前述功能。治疗诸虚百损，一切气衰血虚，肾阳不固，二阴开阖失司肛门失禁诸证。

【方歌】斯可福山参术芪，仙仁归锁金狗脊，

　　　　韭巴砂仁报国老，台乌一看只剩皮。

2.控溲仙

【组成】炒乌药10 g，盐巴戟天12 g，麸炒山药20 g，盐益智仁30 g，盐韭子

12 g，盐菟丝子12 g，桑螵蛸10 g。

【功能】补肾壮阳，固精缩尿。

【主治】遗尿，遗精，小便失禁。

【用法】水煎，内服，每日1剂，分2次服。

【方解】乌药顺气开郁，散寒止痛；巴戟天、韭子、菟丝子补肾阳，补血海，补不足，壮阳添精益髓，止尿遗；山药补养脾肾，补养先天、后天之精，使肾气充盛。盐益智仁、桑螵蛸温肾助阳，固精缩尿。诸药配伍，补肾填精，壮阳固精缩尿。

【方歌】控溲仙乌山巴益，韭菟桑温肾暖脾，

　　　　助阳纳气泉水畅，效奇卓善治尿遗。

3.溲可通

【组成】瞿麦10 g，淡竹叶15 g，灯芯草1 g，白茅根30 g。

【功能】清心火，除烦热，通阴窍，利小便。

【主治】小便不利，淋病水肿，泌尿系统炎症。

【用法】水煎，内服，每日1剂，分两次服。

【方解】方中瞿麦性味苦寒，入心、肾、小肠、膀胱经，功能清热利水、破血通经，治小便不通、淋病水肿、浸淫疮毒。淡竹叶性味甘淡寒，入心、肾经，功能清心火、除燥热、散疮毒，治热病口渴、心烦溲赤、小便淋浊。白茅根性味甘寒，入肺、胃、小肠经，清热凉血、止血利尿，治小便不利、淋病水肿、消渴、崩漏；寒凉血，甘益血，热去则血和，瘀消闭通；小便不利，由于内热，热解则小便自利；淋者，血分虚热所致也，凉血益血，则淋自愈，而肠胃客热自解，津液生而消渴止矣；血热则崩，凉血和血，则崩自愈矣。灯芯草性味甘淡寒，入心、肺、小肠经，清心降火，通阴窍，利小便，治淋病水肿、小便不利、泌尿系统炎症。以上诸药相伍，具有上述功能。治疗小便不利、淋病水肿、泌尿系统炎症，疗效甚好。

【方歌】溲可通治尿不利，瞿麦淡竹茅芯具，

　　　　诸药同煎代茶饮，清心降火溲自易。

4.香柳饮

【组成】车前子30 g，玄参15 g，茯苓15 g，泽泻15 g，小茴香10 g，白茅根30 g，柳树叶30 g。

【功能】渗湿利水，温肾理气，通利小便。

【主治】小便不利，暑湿泻痢，癃闭淋沥。

【用法】水煎，内服，每日1剂，分两次服。

【方解】方中玄参性味苦甘咸、凉，入肺、肾经，味苦而甘；苦能清火，甘能滋阴，具有滋阴，降火，除烦，解毒，清上澈下，凉润滋肾，清金补水之功。茯苓性味甘淡平，入心、脾、肺经，具有渗湿利水、益脾和胃、宁心安神、泻膀胱、除虚热、开腠理、生津液之功，治小便不利、水肿胀满、泄泻淋浊。泽泻性味甘、寒，入肾、膀胱经，功能利水、渗湿、泄热，治小便不利、水肿胀满、淋病、泻痢、尿血。车前子性味甘淡寒滑，入肾、膀胱经，滑能去暑，淡可渗热，功能利水、清热，治湿痹五淋、暑湿泻痢、小肠中热、小便不通、遗精溺血、癃闭淋漓。小茴香性味辛、温，入肾、胃、膀胱经，辛香发散，甘平和胃，温肾散寒，温中快气，暖丹田，补命门；善治一切诸气，以及肾寒、腹冷、遗尿。白茅根性味甘、寒，入肺、胃、小肠经，功能凉血止血，清热利尿，下五淋，利小便，除伏热，医消渴，止崩漏；治小便不利、淋病、水肿。柳树叶性味苦寒，入心、脾经，清热，解毒，利尿。以上诸药相伍，具有渗湿利水、温肾理气、通利小便之功，治疗小便不利、寒疝腹冷、遗尿等效果良好。

【方歌】香柳饮玄车泽苓，茅根渗湿利水宏，

　　　　温肾理气溲通畅，淋泻癃闭功效雄。

5.清淋汤

【组成】金银花15 g，车前子10 g，茵陈15 g，山药15 g，萆薢15 g，薏苡仁20 g，黄柏10 g，白茅根20 g，淡竹叶10 g，灯芯草3 g，生甘草6 g。

【功能】健脾补虚，滋阴固肾，清热利湿行水。

【主治】脾虚泻痢，小便不利，遗精淋浊。

【用法】水煎，内服，每日1剂，分两次服。

【方解】方中山药健脾补虚，滋阴固肾，治脾虚泄泻、遗精带下、小便频数；金银花、茵陈、车前子清热利湿行水，治小便不通、癃闭淋沥；萆薢、薏苡

仁、黄柏健脾利湿，泻火解毒，治小便不利、泄泻热痢、梦遗淋浊；白茅根、淡竹叶、灯芯草清热降火，利尿通淋，治五淋、小便不利、泌尿系统炎症；甘草和中缓急，调和诸药，而解百毒。以上诸药相伍，具有健脾补虚、滋阴固肾、清热利湿、行水止淋之功。用以治疗脾虚泻痢、小便不利、遗精淋浊，卓有功效。

【方歌】清淋银花草车前，茵山萆苡茅柏联，

　　　　竹芯健脾固肾妙，湿热淋症服能痊。

6.正泉灵

【组成】潞党参20 g，五味子10 g，益智仁30 g，生黄芪30 g，桑螵蛸10 g，金樱子10 g，菟丝子10 g，制附子6 g，石菖蒲10 g，牡蛎15 g，仙茅10 g，乌药10 g，甘草6 g。

【功能】益气补中，散寒除湿，温脾暖肾，补肾固精，缩尿止遗。

【主治】阳痿遗精、带下淋浊、脾虚泄泻、失溺尿频等一切气衰血虚，阴寒痼冷之疾。

【用法】水煎，内服，每日1剂，分两次服。

【方解】方中参、芪益气补中，和脾胃，生津液，除烦渴，治脾胃虚弱、气血两虚、脾虚泄泻，一切气衰血虚之证。益智仁温脾暖肾，固气涩精，治遗精虚漏、小便余沥；肾主纳气，虚则不能纳矣；肾气不温，而见小便不缩，用此以缩泉；心肾不足，而见梦遗崩漏，以此秘精固气。五味子、桑螵蛸、金樱子、菟丝子补肾固精，缩尿止遗。附子、仙茅温暖脾肾，散寒除湿，治一切阴寒痼冷之疾。牡蛎涩精止遗，治遗精淋浊、带下失溺。乌药顺气开郁，散寒止痛，治久泻尿频。石菖蒲开九窍，畅心神，益心智，上窍开，下窍通，小便可利。甘草和中缓急，润肺解毒，调和诸药。以上诸药相伍，具有上述功能。治疗前述诸症，疗效甚佳。

【方歌】正泉灵参味智芪，桑樱菟甘菖附蛎，

　　　　仙乌益气温脾肾，遗精淋浊失溺医。

7.溲泉通

【组成】大黄15 g，六月雪15 g，小茴香10 g，石菖蒲10 g，乌药10 g，车前子30 g，柳叶30 g，通草6 g，冰片3 g。

【功能】疏散郁火，宣通开窍，通利小便。

【主治】肛门病手术后小便癃闭不通。

【用法】以上诸药共研细末，调膏贴脐，每日一换，至小便通利为止。

【方解】方中大黄性味苦寒，泻热毒，破积滞，行瘀血，利二便；六月雪性味苦寒，凉血解毒，利尿通淋；小茴香辛、温，入肾、膀胱、胃经，辛香发散，甘平和胃，温肾散寒，理中快气，暖丹田，补命门，治寒疝、腹部冷痛、尿遗；石菖蒲辛、微温，入心、肝、脾经，开窍，豁痰，理气，活血，散风，除湿，开心孔，通九窍，益心智，芳香辟秽，行气定痛；乌药辛、温，入脾、肺、肾、膀胱经，辛香走窜，能散诸气，顺气开郁，散寒止痛，治寒疝、泻痢、尿频；柳叶苦寒，入心、脾经，清热，解毒，利尿；车前子性味甘、淡、寒、滑，入肾、膀胱经，清热，利水，治小便不通、遗精溺血、癃闭淋浊；通草苦、凉，入心、大肠、膀胱经，泻火行水，开关格，通血脉，通九窍，泻气滞，利小便，治五淋、小肠火、癃闭约缩、小便不通；冰片辛、苦、凉，入心、肺经，通诸窍，散郁火，消肿止痛。以上诸药相伍，具有疏散郁火、宣通开窍、通利小便之功。治疗肛门病手术后，小便癃闭不通，或湿热淋浊之症，疗效甚好。用时研末调膏贴脐，或去冰片，加甘草水煎服均可。

【方歌】溲泉通大雪茴菖，乌柳车通草冰襄，

　　　　疏散宣通溲窍开，小便癃闭敷之康。

七、肛门湿疹、瘙痒病治疗方

张老谨守古训，非常推崇治未病思想。宗《黄帝内经》："是故圣人不治已病治未病，不治已乱治未乱，是之谓也。夫病已成而后药之，乱已成而后治之，譬犹渴而穿井，斗而铸锥，不亦晚乎？"《金匮要略》曰："夫治未病者，见肝之病，知肝传脾，当先实脾。"张老对此深以为然，认为治疗时要有整体观，治其未病之处，以防止疾病的进一步发展，"正气存内，邪不可干"，只有正气不足，邪气才乘虚入内。针对肛肠疾病，也同样强调未病先防，以肛痈为例，肛痈的发生，不仅与胃肠湿热下注大肠多有关系，与人体气血盛衰也有密切关系。气血盛者，虽有邪气但不一定发病，反之则易发病。即使肛痈已成或破溃，气血充

足则易于生肌长肉，使疾病早日痊愈。故张老非常注重脾胃，善于健脾祛湿，则湿热之邪难以发生；对于已成之邪，则内外治兼用，以清热利湿，不使进一步发展。

1.阴痒康

【组成】醋乳香20 g，当归20 g，醋没药20 g，苦参30 g，麸炒苍术30 g，黄柏30 g，徐长卿30 g，炒蒺藜30 g，甘草20 g，红花15 g，荆芥20 g，防风20 g，白芷20 g，花椒20 g，白矾10 g，地肤子30 g。

【功能】清热燥湿，解毒辟秽，祛风活血，杀虫止痒。

【主治】湿疹疮，二阴瘙痒。

【用法】上药放于大砂锅内，加水3000 mL，煎取2500 mL，过滤去渣，待水温降至40 ℃左右，坐浴，每日两次，每次20~30分钟。

【方解】本方专为治疗湿疹疮、肛门或前阴瘙痒而设。方中当归、乳香、没药、红花活血化瘀止痛，即"祛风先活血，血活风自灭"之意；荆芥、防风、花椒、白芷祛风燥湿，消肿止痛，止痒杀虫；白矾、地肤子清热燥湿，解毒杀虫，善治风疹、疮毒、疥癣、阴部湿疹、阴蚀恶疮；苦参、苍术、黄柏清热燥湿，泻火解毒，辟秽杀虫止痒，治皮肤瘙痒、阴疮湿痒、血风癣疮；徐长卿、炒蒺藜散风行血止痒，消肿解毒，活血镇痛，宣肺之滞，疏肝之郁，治风瘙痒；甘草解毒，调和诸药。以上药物相伍，用以洗浴、湿敷，治疗皮肤湿疹、肛门瘙痒等症。

【方歌】阴痒康归乳没红，荆防芷椒矾肤同，

　　　　苦参苍柏徐藜草，阴痒湿疹得康平。

2.痒息平

【组成】乌梅15 g，花椒10 g，红花15 g，苍术20 g，黄柏15 g，苦参30 g，徐长卿30 g，苦楝皮30 g，槟榔15 g，蛇床子30 g，防风20 g。

【功能】上药放于大砂锅内，加水3000 mL，煎取2500 mL，过滤去渣，待水温降至40 ℃左右，坐浴，每日两次，每次20~30分钟。

【主治】疏风清热，燥湿止痒。

【用法】风热夹湿型肛门瘙痒症。

【方解】本方所治肛门瘙痒症，是由风、湿、热之邪客于皮肤肌表，引起皮

肉间气血不和，郁而生微热，"热微则痒"。故肛门瘙痒、疼痛，肛周皮肤未溃处潮红，已溃处渗液。舌红苔黄，脉滑，皆风热夹湿之象。治当疏风清热，燥湿止痒。方中防风祛风止痒，胜湿，止痛；苦楝皮清热燥湿，杀虫止痒；蛇床子燥湿杀虫止痒，三者共为君药。黄柏泻火解毒，清热燥湿、苦参祛风杀虫，燥湿止痒；苍术燥湿；花椒燥湿杀虫止痒，共奏清热燥湿，杀虫止痒之功，共为臣药。徐长卿祛风通络，止痛，活血，止痒，为佐药。槟榔杀虫、行气、利水；乌梅消疮毒；红花活血祛瘀，通经止痛，共为使药。全方共奏疏风清热、燥湿止痒之效。

【方歌】痒息平梅椒红，苍柏苦长楝槟，

　　　　蛇床子并防风，煎浴洗痒无踪。

3.槿酒搽剂

【组成】土槿皮30 g，百部30 g，蛇床子15 g，50%酒精240 mL。

【功能】温润肺气，祛风燥湿，灭菌消毒，杀虫止痒。

【主治】肛门癣，神经性皮炎，湿疹，男女阴痒，浸淫诸疮。

【用法】将以上三味药物放入50%酒精中浸泡三昼夜，过滤取汁，用时取药液局部涂搽，每日1次。

【方解】方中土槿皮性温抗菌，能杀灭多种癣菌，治疗癣、神经性皮炎；百部温润肺气，善于杀虫，治皮肤癣、皮炎、湿疹；蛇床子温肾助阳，祛风燥湿，杀虫止痒，治疗癣、湿疹、男女阴痒、浸淫诸疮；酒精杀菌灭毒。以上药物相伍，具有上述功能。用以外涂治疗肛门癣、神经性皮炎、湿疹、男女阴痒、浸淫诸疮，疗效甚佳。

【方歌】槿酒搽剂百部床，祛风燥湿止痒良，

　　　　皮炎湿疹瘙痒症，涂可使愈功效强。

八、大肠息肉与息肉病治疗方

辨病就是辨识具体的疾病。任何疾病都有其自身特点，代表了全过程的特点与规律，是疾病的根本性矛盾，所以疾病诊断明确，就抓住了其发生发展的规律，以及与相关疾病的鉴别。但以往中医文献中中医诊断过于笼统，名称繁多，

不能明确地表达疾病发生的部位和疾病性质，转归、预后也多有不同，故张老主张用西医的辨病、中医的辨证来诊疗，以更好地把握。当前肛肠专业的部分疾病如大汗腺炎、坏死性筋膜炎、骶前畸胎瘤、家族性腺瘤性息肉病、出口梗阻型排便障碍等，在中医古典医籍中记载得比较笼统或随意，仅描述为蜂窝瘘、烂疔等，甚至没有该病名，如此解释医患双方均不满意，所以要与时俱进，辨病明确。

1.白金康息宝

【组成】白屈菜10 g，三七粉6 g，生黄芪30 g，马齿苋30 g，白花蛇舌草30 g，焦白术30 g，白及20 g，乌梅10 g。

【功能】益气健脾，消肿托毒，平胬消息。

【主治】结直肠息肉、溃疡性结肠炎、恶疮等。

【用法】水煎，保留灌肠，每日1次，每次50～200 mL。

【方解】张老认为，结直肠息肉为脾气亏虚，无力运化，以致肠道气机不利，经络阻滞，瘀血浊气凝聚而成。治宜益气健脾，消肿托毒，平胬消息。纵观全方，黄芪、白术取其健脾益气、固表托毒之效；白屈菜解热消肿，消炎杀菌，镇痛解痉，解疮毒，消息肉，治急慢性胃肠炎、胃肠溃疡、泄泻痢疾、结直肠息肉；白花蛇舌草与马齿苋可清热解毒、散血消肿；三七通脉行瘀，行瘀血而生新血；白及收敛止血，消肿生肌；乌梅涩肠止泻。诸药相伍，保留灌肠治疗结直肠息肉，疗效确切。

【方歌】白金康息宝芪苋，术及蛇草屈梅换，

益气托毒敛溃妙，息肉溃结恶疮验。

2.消息灵

【组成】党参20 g，焦白术30 g，生黄芪30 g，半枝莲30 g，土茯苓30 g，白屈菜10 g，马齿苋30 g，白头翁30 g，黑地榆15 g，白及20 g，白花蛇舌草30 g，陈皮12 g，败酱草30 g，昆布15 g。

【功能】清热解毒，除肠垢，消积滞，去胬肉，消息肉。

【主治】肠道息肉，各种恶疮败疽。

【用法】水煎内服或保留灌肠。

【方解】方中党参补中益气，鼓舞清阳，振动中气，补助中州，润泽四隅；

白术补脾益胃，燥湿和中，开胃消谷，增进食欲；黄芪补中益气，益卫固表，消肿托毒，三药协用，扶助正气，增强抵抗力，以利战胜病邪。半枝莲、土茯苓、白屈菜、白花白头翁、蛇舌草、败酱草、马齿苋清热解毒，去肠垢，消积滞，散瘀止痛，除癥结，去胬肉，擅治息肉、癌肿、一切肠病；白及、地榆凉血止血，解毒清热，敛疮消肿，擅治恶疮、败疽、肠风；昆布破积软坚，消瘿化瘤，善治瘿瘤恶疮；陈皮理气调中。以上诸药相伍，具有清热解毒，除肠垢，消积滞，去胬腐，消息肉之功，主要用于治疗肠道息肉。

【方歌】消息灵方参术芪，半枝土苓屈翁榆，

及苋蛇草陈酱布，腺瘤恶疮肠风医。

3.干枝梅煎剂

【组成】乌梅10 g，白及20 g，马齿苋30 g，地榆15 g，鸦胆子10 g，土茯苓30 g，木贼10 g，五味子10 g，三七3 g。

【功能】酸涩收敛，解毒止痢，除恶肉，消息肉。

【主治】结直肠息肉、恶疮。

【用法】水煎，保留灌肠，每日1次，每次50～200 mL。

【方解】方中乌梅性味酸温，功能收敛生津，安蛔驱虫，涩肠止痢，擅治久泻久痢、便血血崩、偏枯不仁、恶肉死肌；白及苦甘凉，入肺经，有补肺、止血、消肿、生肌、敛疮之功效，主治金疮出血、痈疽肿毒、溃疡疼痛、恶疮败疽、肠风痔漏；马齿苋清热解毒，凉血消肿，主治热痢脓血、热淋血淋、痈肿恶疮等；地榆凉血止血，清热解毒，除恶疮，疗金疮，止肠风；鸦胆子性味苦寒，有清热解毒、燥湿止痢之功效，擅治各种赘疣；土茯苓性味甘淡平，有解毒、除湿、利关节之功效，主治杨梅淋浊、恶疮痈肿；木贼性味甘苦平，有疏风清热、发汗解肌、退翳膜、消积块之功效，治肠风下血、脱肛；五味子性味酸温，入肺肾经，有敛肺滋肾、生津收汗、涩精止遗、养五脏、补元气、暖水脏、消水肿之功效，主治肺虚咳嗽、自汗盗汗、梦遗滑精、久泻久痢；三七性味甘微苦温，有和营止血、通脉行瘀、消肿定痛之功效，治疗各种出血、跌仆瘀血、痈肿疼痛。以上药物相伍，具有上述功能，用于治疗结直肠息肉、恶疮。

【方歌】干枝梅作煎剂方，擅治腺瘤与恶疮，

白马榆鸦苓木味，三七煎水供灌肠。

九、其他

1.葱硝汤

【组成】大葱100 g，芒硝50 g。

【功能】泻热润燥，活血软坚，消肿止痛，生肌长肉，推陈致新。

【主治】肛门直肠疾病，前列腺炎，阴囊肿痛，阴道炎，痈疮恶肿，术后瘢痕挛缩，伤口胬肉高起、久不愈合等。

【用法】上药放于大砂锅内，加水3000 mL，煎取2500 mL，过滤去渣，待水温降至40 ℃左右，坐浴，每日2次，每次20~30分钟。

【方解】本方是外洗药物，方中大葱上青下白，既可作为调味菜食，又可作为药用，全用则行肌肤通身，生用则外行，泡汤则表散，熟之则守中，功能祛风发表通阳、散瘀解毒消肿，能解毒理血病。气者，血之帅也，气通则血活也，气通则邪气散，瘀血除，可治便血肠癖成痔，冷痢肠痛，跌打损伤，金疮出血不止，疮疖肿痛，疔疮恶肿，火热丹毒，痔发疼痛。芒硝泻热，润燥软坚，去肠内宿垢，破坚积热块，散恶血，去肿毒，推陈致新。

【方歌】葱硝汤是单验方，治疗肛病效卓彰，

　　　　活血消肿止疼痛，推陈致新肌肉长。

2.痔瘘洗剂

【组成】蜀羊泉30 g，蒲公英30 g，黄芩15 g，地榆15 g，马齿苋30 g，芒硝30 g，乳香20 g，没药20 g，防风15 g，生甘草20 g。

【功能】清热解毒，活血消肿，除恶肉，去脓血，止痛生肌。

【主治】肛门直肠疾病、前列腺炎、阴道炎、多年恶疮、化脓性皮肤病、丹毒、湿疹等。

【用法】上药放于大砂锅内，加水3000 mL，煎取2500 mL，过滤去渣，待水温降至40 ℃左右，坐浴，每日2次，每次20~30分钟。

【方解】方中蜀羊泉、黄芩、马齿苋、蒲公英清热解毒，泻实火，除湿热，散结消肿；乳香、没药活血化瘀，消肿定痛，擅治痈疮肿毒；芒硝泻热润燥，软坚散结，消散恶血；防风祛风胜湿止痛，主治破伤风及三十六般风；地榆凉血止

血，清热解毒，治肠风痔瘘、痈肿恶疮；甘草解毒，调和诸药。以上药物相伍，煎煮洗浴，治疗肛门直肠疾病等。

【方歌】痔瘘洗剂乳没风，泉草芩榆苋硝英，

诸药一同煎浴洗，痔消瘘除肛安平。

3.谷道安

【组成】当归20 g，苏木20 g，红花15 g，乳香20 g，没药20 g，血竭15 g，芒硝30 g，防风20 g，自然铜20 g，黄柏30 g，木鳖子20 g，生甘草20 g。

【功能】活血化瘀，软坚散结，抗炎消肿，清热燥湿，排脓祛毒，定痛生肌，推陈致新。

【主治】肛门直肠疾病，疮疡肿毒疼不可忍；肛门直肠病术后，瘢痕挛缩疼痛，伤口胬肉高起、久不愈合，肛门直肠狭窄；前列腺炎，阴囊肿痛，阴道炎。

【用法】上药放于大砂锅内，加水3000 mL，煎取2500 mL，过滤去渣，待水温降至40 ℃左右，坐浴，每日2次，每次20分钟。

【方解】本方是外用洗剂，方中当归、苏木、红花、乳香、没药、血竭活血化瘀，消肿止痛，止血生肌；芒硝泻热、润燥、软坚，去肠内宿垢，破坚积热块，能散恶血，推陈致新；防风祛风胜湿止痛，治破伤风及三十六般风；自然铜味辛苦平，功专散瘀止痛，专治跌打损伤、瘀血疼痛、积聚瘿瘤、疮疡烫伤；黄柏清热燥湿，泻火解毒，治肠痔、便血、疮疡肿毒、阴伤蚀疮；木鳖子消肿散结，去毒，治结肿恶疮、肛门疼痛；生甘草解毒，调和诸药。以上药物相伍，用以治疗多种肛门直肠疾病。

【方歌】谷道安方归苏红，乳没血竭硝风铜，

甘草黄柏木鳖子，散结消肿止痛灵。

4.宝婴来

【组成】黄精30 g，益智仁30 g，巴戟天15 g，海龙10 g，锁阳15 g，淫羊藿10 g，五味子6 g，覆盆子15 g。

【功能】补肾壮阳，强阴益髓，涩精止遗，添精种子。

【主治】男子阳痿不举，遗精早泄，精亏肾虚，多年不育；女子绝阴无子，小便淋沥，溲数失溺。

【用法】水煎，内服，每日1剂，分两次服。

【方解】方中益智仁性味辛、温，入脾、肾经，功能益脾胃、理元气、补脾肾、固气涩精，治遗精、小便余沥；黄精性味甘、平，入脾、肺、肾经，功能宽中益气、安和五脏、益脾胃、补诸虚、填精髓、润肺生津；巴戟天性味辛、甘、温，入脾、肾经，功能安五脏、补血海、壮肾阳、强阴益精，治阳痿、小便不禁、子宫虚冷；海龙性味咸、甘、温，入肝、肾经，补肾壮阳，治阳痿不育；锁阳性味甘、温，入肝、肾经，性温体润，补肾润肠，强阴益髓，治阳痿、尿血；淫羊藿补肾壮阳，祛风除湿，治男子阳痿不举、女子绝阴无子、小便淋沥；五味子性味酸、温，补肝肾，益脾胃，生津收汗，涩精止遗，养五脏，暖水脏，补元气，消水肿，入肺有生津济源之益，入肾有固精养髓之功，治梦遗滑精、久泻久痢；覆盆子性味甘、酸、平，安五脏，益肾脏，补虚续绝，益肾添精，缩小便，助阳固精，治阳痿、遗精、溲数遗溺。以上诸药相伍，具有温补肾阳、固精缩尿之功。用于治疗阳痿、早泄、遗精、失溺等肾阳虚诸证，有显著疗效。

【方歌】宝婴来黄精益仁，巴龙锁藿味覆盆，

补肾阳性功增著，医不育效若仙神。

5.疮愈安

【组成】当归15 g，党参20 g，黄芪30 g，苍术30 g，白术30 g，金银花30 g，土茯苓30 g，萆薢15 g，白芍15 g，皂角刺10 g，桔梗12 g，炒麦芽20 g，陈皮12 g，甘草6 g。

【功能】益气健脾，补养气血，清热利湿，消肿托毒，排脓辟秽，和中开胃，正复邪除，促使疮愈。

【主治】疮疡肿毒，梅毒淋浊，各类恶疮，化脓性大汗腺炎等。

【用法】水煎，内服，每日1剂，分两次服。

【方解】方中参、芪、归、芍益气健脾，补养气血，消肿托毒，治诸虚百损，一切气衰血虚之证；白术、苍术健脾益胃，燥湿和中，解郁辟秽，治湿痰留饮、脾湿下流、滑泻肠风、淋浊带下；金银花、土茯苓、萆薢清热解毒利湿，治痈疡肿毒、梅毒淋浊、失溺恶疮；皂角刺辛温善开，搜风，拔毒，消肿，排脓，治痈肿疮毒，内发外发，欲破未破者；桔梗、陈皮开提肺气，为理气之珍品，顺气，消痰，去郁，排脓；麦芽开发胃气，宣五谷味，和中消食开胃，善于消化，

通利二便；甘草和中缓急，调和诸药，解百毒。以上诸药相伍，具有上述功能。治疗前述诸病，疗效甚佳。

【方歌】疮愈安归参芪，苍白术银苓草，

芍甘皂桔麦皮，腐脱净疮速愈。

6.痛息安

【组成】芒硝10 g，醋乳香10 g，防风12 g，木鳖子20 g，当归15 g，红花15 g，煨木香6 g，甘草6 g。

【功能】活血化瘀，通便止痛。

【主治】肛肠病术后疼痛，大便不畅，或有创口肿痛，舌质有瘀斑，脉涩。

【用法】水煎，内服，每日1剂，分两次服。

【方解】本方所治之病证是由燥实瘀血内阻肠道所致。芒硝咸寒润燥泻热软坚，泻下通便，以荡涤肠中燥实瘀血，为君药。乳香、当归、红花三者活血化瘀，止痛消肿，且当归有养血润肠之功，三者共为臣药。木香行气止痛，合活血化瘀药以气血并调，防风祛风胜湿止痛，木鳖子消肿散结、去毒止痛，三者为佐药。甘草护胃缓急，解毒止痛，为使药。诸药合用，共奏泻下通便、祛瘀止痛之功。

【方歌】痛息安归硝乳红，木鳖子香草防同，

行气活血软坚积，消肿追毒定诸痛。

7.速愈丹

【组成】醋乳香20 g，醋没药20 g，海螵蛸15 g，珍珠粉10 g，天龙6 g，冰片6 g，麝香0.3 g，象皮粉10 g。

【功能】消肿止痛，收敛生肌。

【主治】促进各种疮疡溃后伤口愈合或加速手术后创口愈合。

【用法】以上诸药经加工炮制后分别研为极细末，再混合研为细粉末，装瓶密封，收贮备用。用时以干粉撒于伤面，或调膏外涂，敷料包扎固定，每日换药1次，直至痊愈。

【方解】方中乳香、没药调气活血，通气化滞，消肿止痛，去腐生新；海螵蛸除湿制酸，止血敛疮；珍珠粉甘、咸、寒，镇心安神，养阴息风，清热去

痰，解毒生肌，解结毒，化恶疮，敛溃疡；天龙乃飞檐走壁之兽，有解毒祛瘀、消肿生肌之特效，祛风、定惊、散结、解毒，治肿瘤、恶疮；冰片通诸窍，散郁火，消肿止痛，开窍走窜无往不达，芳香之气，能辟一切邪恶；象皮粉甘、咸、温，功能止血、敛疮、去腐生新、生肌长肉，治外伤出血，一切创伤，溃疡久不收口。以上诸药分别研为极细末，再混合研匀，用时以干粉撒于伤面，或调膏外涂，具有消肿止痛、收敛生肌之效。用于治疗各种疮疡溃后，腐肉已脱净，伤面肉芽新鲜时；或各种手术后伤面新鲜、无感染者，促进伤口愈合，其效甚捷。

【方歌】速愈丹螵象天龙，乳没麝香珠冰同，

活血消肿痛立止，敛创生新功效雄。

8.术顺安

【组成】当归20 g，肉苁蓉30 g，青葙子15 g，乳香10 g，夜息花6 g，石菖蒲9 g，青竹香9 g，麝香0.3 g。

【功能】补血和血，滋肾润燥，清火涤热，消肿定痛；通窍散瘀，理气疏滞。

【主治】肛门直肠病手术后。

【用法】以上诸药，研末，敷膏，贴脐。

【方解】方中归、葙、蓉补血和血，滋肾润燥，清火涤热，为君药；乳香、夜息花消肿，定痛，为臣药；石菖蒲、青竹香、麝香通窍散瘀，理气疏滞，为佐使药。以上诸药相伍，具有上述功能。用以研末、敷膏、贴脐，治疗肛门直肠病手术后。具有养阴涤热、宣通疏滞、消肿止痛、润肠通便的功能，疗效迅捷，如鼓应桴，如响应声，立竿见影。

【注意】孕妇禁用。

【方歌】术顺安归葙蓉，乳菖麝青荷同，

肛术后炎痛平，邪热涤便畅行。

9.乳汁丰

【组成】当归15 g，黄芪（炙）30 g，炮穿山甲12 g，漏芦12 g，路路通6 g，王不留行12 g，露蜂房6 g，通草6 g。

【功能】益气养血，通经下乳。

【主治】妇女产后乳汁缺乏，乳汁不下，乳汁不通。

【用法】水煎，内服，每日1剂，分两次服。一般服三五剂即可。

【方解】黄芪、当归益气养血，甲、留、路行血通经，催生下乳，治妇女产后乳房胀痛、乳汁缺少，或乳汁不通；漏芦清热解毒，消肿，下乳汁，治乳房肿痛、乳汁不通；露蜂房祛风，攻毒，消肿，止痛，活络通经，有利于乳汁排出；通草味淡渗而气芬芳，泻火行水，通利血脉，宣通气血，上能通心清肺、利九窍，下能泄湿热、利小便、通大肠。以上诸药相伍，具有益气养血、通经下乳之功。治妇女产后乳汁缺乏、乳汁不下、乳汁不通，屡用屡验，其效甚捷。

【方歌】乳汁丰当归炙芪，炮甲不留路通矣，

　　　　漏芦蜂房与通草，产后下乳效优异。

第二节　单验方集锦

（1）治痔、肛痈、肛瘘、肛门肿痛。

葱硝汤：大葱100 g，芒硝500 g。

水煎坐浴，每日2次，每次20分钟。

（2）治脱肛、阴挺。

葱韭汤：大葱60 g，韭菜120 g。

水煎坐浴，每日1~2次，每次20分钟。

（3）治臁疮（老烂腿）、疮疡或外伤伤口久不愈合。

葱糖膏：葱白2~3根，白糖半两。

共捣如泥成膏，涂患处，每日一次。

（4）治小便不通，尿潴留。

葱矾膏：大葱、白矾各等分。

共捣如泥成膏，贴脐，每日1换。

（5）治妇女阴痒。

白蛇膏：白矾6 g，蛇床子30 g。

水煎，洗阴部。

（6）治腹泻不止。

石榴皮15 g，水煎汁，加适量红糖。

饭前温服，每日2次。

（7）治脱肛。

石榴皮30 g，白矾15 g。

水煎坐浴，每日2次，每次20分钟。

（8）治臁疮（老烂腿）。

诃子（不拘多少），炒灰成末，用香油调搽患处。

（9）治便秘。

麦冬20 g，枇杷叶60 g。

水煎服，每日2次。

（10）治慢性肠炎。

白术15 g，白芍15 g，茯苓20 g，附片15 g，生姜10 g。

先煮附片15分钟，再加入其他各味，煮沸后小火煎30分钟，滤去渣，加入红糖20 g，代茶饮。

（11）治大便干结，排便困难。

核桃仁、黑芝麻各500 g，共捣如泥，每日早晚各服30 g，蜂蜜水冲服。

（12）治跌打损伤。

焙海龙研末，每服3 g，温酒送服。

（13）治五更泄泻，周身畏寒，阳痿，小便清长。

仙茅50 g（洗净，切碎），河虾仁50 g（洗净）。将洗净的仙茅、河虾仁放锅内，加葱、姜、酒，大火煮沸3分钟，改小火煲1小时，分次食用。

（14）治乳痈。

酒续断120 g，蒲公英60 g，共研细末，每次服10 g，早晚温开水送服。

（15）治跌打损伤，骨折。

鲜续断全草适量，捣烂敷患处。

（16）治习惯性便秘。

菟丝子30 g，生地黄15 g，槟榔8 g，水煎2次，合并煎液，早晚分服。

（17）治带状疱疹。

取净菟丝子炒至表面呈黄色，微鼓时取出放凉，磨成细粉，过筛，用麻油调成糊状，外敷患处，每日6~8次，3日为1个疗程。

（18）治前列腺炎。

益智仁30 g，放入250 g白酒中，浸泡20日，每次饮酒10 mL，每日2次。

（19）治肾虚怕冷，小便无度。

盐炒补骨脂、盐炒茴香各等分，共研细末，每服15 g，每日2次，温酒送下。

（20）治白癜风，皮肤白斑，斑秃。

补骨脂、菟丝子、栀子各60 g，研为细粉，用70％乙醇浸泡，取浸出液1000 mL，搽患处，每日2~3次。

（21）治小便失禁。

巴戟天、益智仁、桑螵蛸、菟丝子各等份，共研细末，每次服30 g，早晚盐开水送服。

（22）治老年气虚，大便燥结不通。

锁阳、桑葚子各15 g，水煎2次，取浓汁合并，加白蜜30 g，每日分两次服。

（23）治老年人肾亏体弱，肠燥便秘。

肉苁蓉150 g，胡桃肉100 g，黑芝麻1500 g，慢火炒熟，芒硝细末，每次服10 g，每日2次。

（24）治烫火伤。

用蜂蜜加侧柏叶灰调涂创面，每日3～5次。

（25）治风疹瘙痒不止。

蜂蜜30 g，黄酒（或低度白酒）60 g，共调匀，炖温，空腹服之。

（26）治疗肿瘤，白血病。

云芝15 g，喜树皮30 g，水煎2次，合并煎液，每日1剂，早晚分服。30日为1个疗程。

（27）用于肿瘤术后康复。

云芝20 g，黄芪9 g，大枣10枚。水煎服，每日1剂，早晚服。

（28）治小儿筋骨痿软，行走较迟。

刺五加皮9 g，茜草、木瓜、牛膝各6 g。每日1剂，水煎服。

（29）治脾虚腹泻。

炒白扁豆10 g，莲子10 g，炒薏苡仁10 g，炖煮至熟烂呈羹状，加适量糖，每日2次，当点心食用。

（30）治食物中毒，砒及农药中毒。

甘草30 g，滑石粉60 g，黑豆250 g，共煮取汁，任意饮用。

（31）治诸疮痈不可忍。

取甘草末入口中嚼烂，搽于患处，或用甘草煎汁熬成膏，以膏涂搽患处。

（32）治冻疮。

山药适量，磨成泥，涂于疮上，每日一换。

（33）治脾虚腹泻。

白术500 g、党参250 g、山药250 g，水浸泡1小时后，取煎浓汁，再浓缩熬成膏，每日早晚各服一汤匙，温水冲服。

（34）治脱肛。

党参30 g、升麻9 g、甘草6 g，水煎2次，每日早晚分服。

（35）治臁疮。

樟脑15 g，猪油、葱白各适量，共捣烂，厚敷疮上，用油纸裹好，纱布包好，每日一换。

（36）治冻疮。

樟脑9 g，猪脂30 g。先将猪脂炼好去渣，下樟脑，微火炼10余分钟，放冷为膏敷患处。

（37）治猝然心痛。

用安息香适量研末，每次1~3 g，开水送服。

（38）治疗疮肿痛。

蟾酥0.5 g，研为细末，加入白面和黄丹适量，制丸如麦粒大，每用1粒，以针刺破患处，纳入药丸。

（39）东岳赞葱。

葱白菜伯和事草，全身上下都是宝。

根茎须叶花果实，样样有用不可少。

食用调味人称美，入药神奇功效高。

活血消肿止疼痛，敛创生肌真神效。

发表通阳感冒治，风寒头痛眩晕疗。

痈肿跌冻全毒涂，阴寒腹痛虫积消。

肠癖（衄便尿）血止，补脏安胎止遗好。

通阳固肾医阳痿，通利二便开乳窍。

（40）东岳赞韭。

韭儿青青似靓女，当食入药多人喜；

扁菜丰本壮阳草，长生韭黄美各起；

性情温甜辛凉善，功多效奇无可比；

温中行气散瘀血，补肾固精止梦遗；

精滑漏泄溲频数，阳痿带下淋证浊；

腰酸膝软泻痢止，脱肛阴挺痔效奇；

胸痹食积腹胀满，祛瘀续筋金疮医；

漆疮癣疳瘙痒治，中暑昏迷用滴鼻；

（吐衄呕便溲）血止，跌伤出血效优异；

误吞金银铜铁品，嚼韭咽下排出齐；

狂犬咬伤蛇蝎毒，敷之立效速康矣；

温中回阳补虚损，逐冷散寒救危急。

第三节　肛肠科常用方选

1.仙方活命饮

此方治一切痈疽，不论阴阳疮毒，未成者即消，已成者即溃，化脓生肌，散瘀消肿，乃疮痈之圣药，诚外科之首方也，故名之曰"仙方活命饮"。

穿山甲（炒，三大片）　皂刺（五分）　归尾（一钱五分）　甘草节（一钱）　金银花（二钱）　赤芍药（五分）　乳香（五分）　没药（五分）　花粉（一钱）　防风（七分）　贝母（一钱）　白芷（一钱）　陈皮（一钱五分）

上十三味，好酒煎服，恣饮尽醉。

【方歌】仙方活命饮平剂，疮毒痈疽俱可医，未成即消疼肿去，已成脓化立生肌。穿山皂刺当归尾，草节金银赤芍宜，乳没天花防贝芷，陈皮好酒共煎之。

2.内疏黄连汤

此方治痈疽阳毒在里，火热发狂发热，二便秘涩，烦躁呕哕，舌干口渴饮冷等证；六脉沉数有力者，急宜服之，以除里热。

山栀（一钱）　连翘（一钱）　薄荷（一钱）　甘草（五分）　黄芩（一钱）　黄连（一钱）　桔梗（一钱）　大黄（二钱）　当归（一钱）　白芍（炒，一钱）　木香（一钱）　槟榔（一钱）

上水二茶盅，煎八分，食前服，加蜜二匙亦可。

【方歌】内疏黄连泻里热，痈疮毒火阳盛狂，肿硬发热二便秘，烦躁干呕渴饮凉，栀翘薄草芩连桔，大黄归芍木槟榔。

3.透脓散

此方治痈疽诸毒，内脓已成，不穿破者，服之即溃破毒出。

生黄芪（四钱）　穿山甲（一钱）　川芎（三钱）　当归（二钱）　皂角刺（一钱五分）

上五味，水三盅，煎一盅。疮在上，先饮酒一杯，后服药；疮在下，先服药，后饮酒一杯。

【方歌】透脓散治脓已成，不能溃破剂之平，用此可代针泻毒，角刺归芪山甲芎。

4.神功内托散

此方治痈疽、脑顶诸发等疮，日久不肿不高，不能腐溃，脉细身凉。宜服此温补托里之剂，以助气血也。

人参（一钱五分）　附子（制，一钱）　川芎（一钱）　归身（二钱）　黄芪（一钱）　白术（土炒，一钱五分）　白芍（炒，一钱）　木香（研，五分）穿山甲（炒，八分）　甘草（炙，五分）　陈皮（一钱）　白茯苓（一钱）

上十二味，煨姜三片，大枣二枚，水二茶盅，煎八分，食远服。

【方歌】神功内托阴毒证，不肿不高不溃疼，参附芎归芪术芍，木香山甲草陈苓。

5.复元通气散

此方治乳痈、腹痛、便毒、耳痛、耳聋等证。皆由毒气滞塞不通故耳，服之则气通毒散。

青皮（四两）　陈皮（四两）　瓜蒌仁（二两）　穿山甲（二两）　金银花（一两）　连翘（一两）　甘草（半生半炙，二两）

上七味研末，每服二钱，黄酒调下。

【方歌】复元通气乳腹痛，便毒兼治耳痛聋，青陈蒌甲银翘草，一服能教毒气通。

6.如意金黄散

此散治痈疽发背，诸般疔肿，跌仆损伤，湿痰流毒，大头时肿，漆疮火丹，风热天疱，肌肤赤肿，干湿脚气，妇女乳痈，小儿丹毒，凡一切诸般顽恶热疮，无不应效，诚疮科之要药也。

南星　陈皮　苍术（各二斤）　黄柏（五斤）　姜黄（五斤）　甘草（二斤）　白芷（五斤）　天花粉（上白）（十斤）　浓朴（二斤）　大黄（五斤）

上十味共为咀片，晒干磨三次，用细绢罗筛，贮瓷罐，勿泄气。凡遇红赤肿痛，发热未成脓者，及夏月时，俱用茶清同蜜调敷。如欲作脓者，用葱汤同蜜调敷。如漫肿无头、皮色不变、湿痰流毒、附骨痈疽、鹤膝风等证，俱用葱、酒煎调敷。如风热所生、皮肤亢热、色亮游走不定，俱用蜜水调敷。如天疱火丹、赤游丹、黄水漆疮、恶血攻注等证，俱用大蓝根叶捣汁调敷，加蜜亦可。汤泼火烧、皮肤破烂，麻油调敷。以上诸引调法，乃别寒热温凉之治法也。

【方歌】如意金黄敷阳毒，止痛消肿实良方，南陈苍柏姜黄草，白芷天花朴大黄。

7.二味拔毒散

此散治风湿诸疮，红肿痛痒，疥痱等疾，甚效。

明雄黄　白矾（各等分）

上二味为末，用茶清调化，鹅翎蘸扫患处。痒痛自止，红肿即消。

【方歌】二味拔毒消红肿，风湿诸疮痛痒宁，一切肌肤疥痱疾，雄矾为末用茶清。

8.四君子汤

人参　茯苓　白术（土炒，各二钱）　甘草（一钱）

上四味，煨姜三片，枣二枚，水煎服。

【方歌】四君子汤中和义，参术茯苓甘草比。

9.四物汤

川芎（一钱五分）　当归（酒洗，三钱）　白芍（炒，二钱）　地黄（三钱）

上四味，水煎服。

【方歌】四物地芍与归芎，血家百病此方通，补血调血理冲仁，加减运用在其中。

10.八珍汤

人参（一钱）　茯苓（一钱）　白术（一钱五分）　甘草（炙，五分）　川芎（一钱）　当归（一钱）　白芍（炒，一钱）　地黄（一钱）

上八味，水煎服。

【方歌】气血双补八珍汤，四君四物合成方，煎加姜枣调营卫，气血亏虚服之康。

11.十全大补汤

于八珍汤内加黄芪、肉桂，水煎服。

【方歌】十全大补最有灵，四物地芍当归芎，人参白术苓炙甘，温补气血芪桂行。

12.人参养荣汤

于十全大补汤内去川芎，加陈皮、远志、五味子，水煎服。

【方歌】十全除却川芎五味联，陈皮远志加姜枣，脾肺气血补方先。

13.内补黄芪汤

于十全大补汤内去白术，加远志、麦门冬，水煎服。

【按】四君子汤，补气不足者也。四物汤，补血不足者也。八珍汤，双补血气不足者也。十全大补汤，大补气血诸不足者也。人参养荣汤，去川芎者，因面黄血少，加陈皮以行气之滞，五味子以收敛气血，远志以生心血也。内补黄芪汤，治溃疡口干，去白术者，避其燥能亡津也，加远志、麦冬者，以生血生津也。如痛者，加乳香、没药以定痛；硬者，加穿山甲、皂角刺以消硬也。以上诸方，凡痈疽溃后诸虚者，悉准于此，当随证酌用之。

【方歌】四君参苓白术草，四物芎归芍地黄，二方双补八珍是，更加芪桂十补汤。荣去芎加陈远味，内去术加远冬良，痛甚乳没硬穿皂，溃后诸虚斟酌方。

14.补中益气汤

补中益气汤，治疮疡元气不足，四肢倦怠，口干时热，饮食无味，脉洪大无力，心烦气怯者，俱宜服之。

人参（一钱）　当归（一钱）　生黄芪（二钱）　白术（土炒，一钱）　升麻（三分）　柴胡（三分）　甘草（炙，一钱）　麦冬（去心，一钱）　五味子（研，五分）　陈皮（五分）

上十味，水二盅，姜三片，枣二枚，煎一盅，空心热服。

【方歌】补中益气芪术陈，升柴参草当归身，虚劳内伤攻独擅，亦治阳虚外感因。

15.人参黄芪汤

治溃疡虚热，不睡少食，或寒湿相凝作痛者效。即补中益气汤去柴胡，加神曲（炒）五分，苍术（炒）五分，黄柏（炒）五分。

【方歌】补中益气加麦味，溃后见证同内伤，参芪归术升柴草，麦味陈皮引枣姜，人参黄芪寒湿热，加曲苍柏减柴方。

16.独参汤

此汤治溃疡脓水出多，元气虚馁，外无邪气，自汗脉虚者宜服之。

人参（二两）

上一味，水二盅，枣十枚，或莲肉、元眼肉，煎好徐徐服之。若煎至稠浓，即成膏矣，作三次用，醇酒热化服之亦可。

【方歌】脓水过多元气馁，不生他恙独参宜，徐徐代饮无穷妙，枣莲元肉共煎之。

17.去腐类方

属性：腐者，坏肉也。诸书云：腐不去则新肉不生。盖以腐能浸淫好肉也，当速去之。如遇气实之人，则用刀割之取效；若遇气虚之人，则惟恃药力以化之。盖去腐之药，乃疡科之要药也。

白降丹

此丹治痈疽发背，一切疔毒，用少许。疮大者用五六厘，疮小者用一二厘，水调敷疮头上。初起者立刻起疱消散，成脓者即溃，腐者即脱消肿，诚夺命之灵丹也。

朱砂　雄黄（各二钱）　水银（一两）　硼砂（五钱）　火硝　食盐　白矾　皂矾（各一两五钱）

先将朱、雄、硼三味研细，入盐、矾、硝、皂、水银共研匀，以水银不见星为度。用阳城罐一个，放微炭火上，徐徐起药入罐化尽，微火逼令干取起。如火大太干则汞走，如不干则药倒下无用，其难处在此。再用一阳城罐合上，用棉纸截半寸宽，将罐子泥、草鞋灰、光粉三样研细，以盐滴卤汁调极湿，一层泥一层纸，糊合口四五重，及糊有药罐上二三重。地下挖一小潭，用饭碗盛水放潭底。将无药罐放于碗内，以瓦挨潭口四边齐地，恐炭灰落碗内也。有药罐上以生炭火盖之，不可有空处。约三炷香，去火冷定开看，约有一两外药矣。炼时罐上如有绿烟起，急用笔蘸罐子盐泥固之。

红升丹

此丹治一切疮疡溃后，拔毒去腐，生肌长肉，疮口坚硬，肉黯紫黑，用丹少许，鸡翎扫上立刻红活。疡医若无红、白二丹，决难立刻取效。

朱砂（五钱）　雄黄（五钱）　水银（一两）　火硝（四两）　白矾（一两）　皂矾（六钱）

先将二矾、火硝研碎，入大铜勺内，加火硝一小杯炖化，一干即起研细。另将汞、朱、雄研细，至不见星为度，再入硝矾末研匀。先将阳城罐用纸筋泥搪一指厚，阴干，常轻轻扑之，不使生裂纹，搪泥罐子泥亦可用。如有裂纹，以罐子泥补之，极干再晒。无裂纹方入前药在内，罐口以铁油盏盖定，加铁梁盏，上下用铁襻铁丝扎紧，用棉纸捻条蘸蜜，周遭塞罐口缝间，外用熟石膏细末，醋调封固。盏上加炭火两块，使盏热罐口封固易干也。用大钉三根钉地下，将罐子放钉上，罐底下置坚大炭火一块，外砌百眼炉，升三炷香。第一炷香用底火，如火大则汞先飞上；二炷香用大半罐火，以笔蘸水擦盏；第三炷香火平罐口，用扇扇之，频频擦盏，勿令干，干则汞先飞上。三香完，去火冷定开看，方气足，盏上约有六七钱，刮下研极细，瓷罐盛用。再预以盐卤汁调罐子稀泥，用笔蘸泥水扫罐口周遭，勿令泄气。盖恐有绿烟起汞走也，绿烟一起即无用矣。

【方歌】白降丹为夺命丹，拔脓化腐立时安，朱雄汞与硼砂入，还有硝盐白皂矾，若去硼盐红升是，长肉生肌自不难。

生肌玉红膏

此膏治痈疽发背，诸般溃烂，棒毒等疮，用在已溃流脓时。先用甘草汤，甚者用猪蹄汤淋洗患上，软绢挹净，用抿櫬挑膏于掌中捺化，遍搽新肉上，外以太乙膏盖之，大疮洗换两次，内兼服大补气血之药，新肉即生，疮口自敛，此外科收敛药中之神药也。

当归（二两）　白芷（五钱）　白蜡（二两）　轻粉（四钱）　甘草（一两二钱）　紫草（二钱）　瓜儿血竭（四钱）　麻油（一斤）

上将当归、白芷、紫草、甘草四味，入油内浸三日，大勺内慢火熬微枯色，细绢滤清；将油复入勺内煎滚，入血竭化尽；次下白蜡，微火亦化；用茶盅四个，预放水中，将膏分作四处，倾入盅内，候片时方下研极细轻粉各投一钱，搅匀，候至一日，夜用之极效。

【方歌】生肌玉红膏最善，溃烂诸疮搽即收，归芷蜡轻甘紫草，瓜儿血竭共麻油。

托里透脓汤

人参　白术（土炒）　穿山甲（炒研）　白芷（各一钱）　升麻　甘草节（各五分）　当归（二钱）　生黄芪（三钱）　皂角刺（一钱五分）　青皮（炒，五分）

水三盅，煎一盅。病在上部，先饮煮酒一盅，后热服此药；病在下部，先服药后饮酒；疮在中部，药内兑酒半盅，热服。

【方歌】托里透脓治痈疽，已成未溃服之宜，参术甲芷升麻草，当归黄芪刺青皮。

18.防风通圣散

防风　当归　白芍（酒炒）　芒硝　大黄　连翘　桔梗　川芎　石膏　黄芩　薄荷　麻黄　滑石（各一两）　荆芥　白术（土炒）　山栀子（各二钱五分）　甘草（生二两）

共为末。

【方歌】防风通圣治秃疮，胃经积热致风伤。连翘栀子麻黄桔，白术归芎滑石防，黄芩甘草石膏芍，薄荷荆芥并硝黄。共末酒拌晒干碾，白汤调服发汗良。

19.六味地黄丸

怀熟地（八两）　山萸肉　怀山药（炒，各四两）　白茯苓　丹皮　泽泻（各三两）

共为细末，炼蜜为丸，如梧桐子大。每服二钱，空心淡盐汤送下。

【方歌】六味地黄善补阴，能滋肾水并生津，萸苓山药丹皮泻，研末蜜丸服最神。

20.荆防败毒散

荆芥　防风　羌活　独活　前胡　柴胡　桔梗　川芎　枳壳（麸炒）　茯苓（各一钱）　人参　甘草（各五分）

姜三片，水二盅，煎八分，食远服，寒甚加葱三枝。

【方歌】荆防败毒治初疮，憎寒壮热汗出良，羌独前柴荆防桔，芎枳参苓甘草强。

21.鱼尾毒用方

属性：鱼尾毒生后发角，在左在右浅而轻，膀胱湿热七日溃，脓出肿消痛自宁。

【注】此毒生于项后发际两旁角处，由足太阳膀胱经湿热凝结而发。其毒或在左，或在右，皆属轻浅。初起宜荆防败毒散；脓将成，宜服托里排脓汤。其外治之法，同痈疽肿疡、溃疡诸证。

托里排脓汤

当归　白芍（酒炒）　人参　白术（土炒）　茯苓　连翘（去心）　金银花

浙贝母（去心，各一钱）　生黄芪（二钱）　陈皮（八钱）　肉桂（六分）　桔梗（胸之上加一钱）　牛膝（下部加八分）　白芷（顶之上加五分）　甘草（四分）

姜一片，水三盅，煎一盅，食远温服。

【方歌】托里排脓治溃疮，排脓消肿实称强，归芍四君翘桂芷，银芪贝桔膝陈良。

22.逍遥散

当归（酒洗）　白芍（酒洗）　白茯苓　白术（土炒）　香附（酒炒，各一钱）　柴胡（八分）　黄芩（五分）　陈皮（一钱）　薄荷（五分）　甘草（生，六分）

水二盅，煎八分，食远服。

【方歌】逍遥散能和气血，开郁行滞又消结，归芍苓术香柴芩，陈薄甘草清毒热。

23.龙胆泻肝汤

龙胆草　连翘（去心）　生地黄　泽泻（各一钱）　车前子　木通　黄芩　黄连　当归　栀子（生研）　甘草（生，各五分）　生军（便秘加之，二钱）

水二盅，煎八分，食前服。

【方歌】龙胆泻肝火丹生，形如云片粟多红，芩连栀胆车归尾，生地军翘泻木通。

24.黄连膏

黄连（三钱）　当归尾（五钱）　生地黄（一两）　黄柏（三钱）　姜黄（三钱）

香油十二两，将上药炸枯，捞去渣；下黄蜡四两溶化尽，用夏布将油滤净，倾入瓷碗内，以柳枝不时搅之，候凝为度。

【方歌】黄连膏润诸燥疮，归尾生地柏姜黄，油炸去渣加黄蜡，布滤搅凝涂抹强。

25.颠倒散

大黄　硫黄（各等分）

研细末，共合一处，再研匀，以凉水调敷。

【方歌】颠倒散敷功效极，大黄硫黄各研细，等分再匀凉水调，专医酒齄肺风刺。

26.凉血四物汤

当归　生地黄　川芎　赤芍　黄芩（酒炒）　赤茯苓　陈皮　红花（酒洗）甘草（生，各一钱）

水二盅，姜三片，煎八分，加酒一杯，调五灵脂末二钱，热服。气弱者，加酒炒黄芪二钱，立效。

【方歌】凉血四物齄鼻红，散瘀化滞又调荣，芩苓四物陈红草，姜煎加酒入五灵。

27.栀子仁丸

栀子仁研末，黄蜡熔化和丸，如弹子大。每服一丸，茶清嚼下，忌辛辣之物。

【方歌】栀子仁丸齄鼻赤，紫黑缠绵皆可施，栀子为末黄蜡化，丸似弹子茶清食。

28.黄连解毒汤

黄连　黄芩　黄柏　生栀子（研，各一钱五分）

水煎，热服。

【方歌】黄连解毒焮痛疮，诸般疔毒烦躁狂，黄连芩柏生栀子，四味煎服保安康。

第四章

方药心悟

一、葱硝汤术后坐浴临床心悟

张老遍览古籍，结合自身多年临床经验，研制出葱硝汤用于肛周疾病术后熏洗，有效地减轻患者术后不适、促进创面愈合、缩短愈合时间。运用得当，疗效满意。

葱硝汤是用大葱100 g、芒硝50 g，加水3000 mL，水煎熏洗坐浴。具有泻热润燥，活血软坚，消肿止痛，生肌长肉，推陈致新的功能。方中大葱上青下白，既可作为调味菜食，又可作为药用，全用则行肌肤通身，生用则外行，泡汤则表散，熟之则守中。功能祛风发表通阳，散瘀解毒消肿，能解毒理血病。气者，血之帅也，气通则血活也，气通则邪气散，瘀血除，可治便血肠癖成痔，冷痢肠痛，跌打损伤，金疮出血不止，疮疖肿痛，疔疮恶肿，火热丹毒，痔发疼痛。芒硝又名朴硝，为矿物质盐酸盐类结晶，灰白色，性寒，味苦、咸，归胃、大肠经。苦可泻热，咸能软坚散结，外用可清热解毒、活血行血、软坚散结、散恶血，去肿毒，推陈致新；内服可去肠内宿垢，破坚积热块。常用于乳痈及痔疾肿痛。在《中药大辞典》中记载其药物成分是含水硫酸钠（$Na_2SO_4 \cdot 10H_2O$）。该品吸水作用显著，创口渗出液体能被其有效吸收，单核巨噬细胞系统功能受其抑制，间接发挥了抗感染的特点。芒硝置于患处，主要通过其显著的吸水功能，使淋巴生成加速，从而起到消除水肿的作用。

葱硝合用熏洗坐浴，一方面可以借助上升的药气熏蒸创面，促进局部气血流动，疏通经络；另一方面又以浸泡的方式使药液直接作用于创面，从而达到清热、燥湿、解毒、消肿、止痛的效果。

除此以外，肛周疾病手术以后饮食、生活护理等方面，对于术后创面愈合也同样重要，一并介绍如下。

（1）术后饮食以清淡、营养丰富、好吸收为原则，多加富含纤维素的食物，禁烟酒，避免辛辣刺激性食物；嘱患者多饮水，适量活动，有助于术后排便顺利，减轻疼痛。

（2）术前认真准备肠道：结肠水疗或清洁灌肠，直至排出物清澈透明；术后不宜长时间控制排便，避免大便干结、长时间如厕和努责，可视情况预防性使用润肠通便药物以免术后出血和手术创面疼痛。

（3）积极告知患者每次便后要清洁肛周，并明确标准，避免有粪便残留污染伤口而影响术后恢复。便后要尽量保持肛周清洁干燥，必要时可增加物理治疗手段。

（4）为了达到更好的治疗效果，坐浴前最好先排空大便，清洁创面，避免换药后再排便，使粪便污染创面。熏洗时需注意药液温度，38~43 ℃最佳，既要避免烫伤皮肤和黏膜，也要保证药液的疗效。熏洗时，尽量松弛肛门括约肌，使得药液充分浸入创面深处。还应保证熏洗时间，以15分钟左右为宜。

二、巧用桔梗治便秘

桔梗，为桔梗科植物桔梗的根。药性苦、辛、平。归肺经。《神农本草经》记载：桔梗，味苦微温。主胸胁痛如刀刺，腹满，肠鸣幽幽，惊恐悸气。《证类本草》指桔梗"利五脏肠胃"，《日华子本草》明言桔梗"下一切气"。可见最晚在唐宋之前，桔梗用于治疗便秘等肠道疾病已有较成熟的理论基础。

肺气宣肃与大肠传导之间存在着密不可分的联系，且肺为水之上源，水津四布，五液并行，肠道得润，糟粕得下。二者生理上相互协调、互根互用。在病理上亦相互影响、相互传变。《血证论》中提到："肺与大肠相表里，肺遗热于大肠则便结，肺气不降则便结。"张老认为：在中医学体系中研究任何一个病或证，都离不开整体观念和辨证论治。便秘应是全身疾病在结肠、直肠局部的表现。便秘当重视调理肺气，临床上灵活选用提壶揭盖法，疗效确切。

热秘荃

【组成】枳实12 g，芒硝10 g，厚朴12 g，大黄10 g，当归15 g，白芍15 g，桃仁10 g，麦冬15 g，生地黄20 g，黄芩12 g，桔梗12 g，莱菔子20 g，甘草6 g。

【功能】清热泻火，润燥软坚，生津润肺。

【主治】燥热内结便秘。

【方解】枳实、厚朴、芒硝、大黄清结热、泻实滞，润燥软坚，消积除满；当归、白芍、桃仁活血行瘀、养血柔肝、润燥滑肠；麦冬、生地黄、黄芩清热凉血、生津润燥；桔梗、莱菔子宣肺、行滞、除满；甘草清热解毒、补脾益气、调和诸药。诸药相伍，治疗燥热内结型便秘疗效极佳。

医案：康某，女，58岁，2010年3月10日初诊。

患者半年前出现大便排出费力、便质干结、量少，腹部胀满，按之胀痛，烦躁口渴，口臭唇疮。常自服三黄片、芦荟胶囊、番泻叶等药缓解便难症状。今为求系统治疗，前来就诊。现症见：大便排出困难，3~5日一行，腹胀，舌质红、苔黄燥，脉滑数。肛门直肠检查无异常。便秘者，虚实证兼有，实证清积滞即可，易于治疗。多数便秘患者一有便秘，即服用番泻叶、芦荟胶囊、果导片等药，效果立见。殊不知久服泻药后，损伤正气，脏腑益虚，大便排出无力，必多用泻剂，始能解决。本证涉及肺与大肠，相互影响，实热积滞燥结于大肠。张老善用清热泻火、润燥软坚、生津润肺方热秘荃治疗，效果理想。

治则：清热泻火，润燥软坚，生津润肺。

方剂：热秘荃。

方药组成及处方特色分析：枳实12 g，芒硝10 g，厚朴12 g，大黄10 g，当归15 g，白芍15 g，桃仁10 g，麦冬15 g，生地黄20 g，黄芩12 g，桔梗12 g，莱菔子20 g，甘草6 g。10剂，水煎，每日1剂，分早晚服。方中枳实、厚朴、芒硝、大黄清结热、泻实滞，润燥软坚，消积除满；当归、白芍、桃仁活血行瘀、养血柔肝、润燥滑肠；麦冬、生地黄、黄芩清热凉血、生津润燥；桔梗、莱菔子宣肺、行滞、除满；甘草清热解毒、补脾益气、调和诸药。诸药相伍，治疗燥热内结型便秘疗效极佳。

二诊：2010年3月21日。患者大便每日1次，先干后稀，排便明显较前好，腹胀减轻，黄燥苔基本消失，但自觉症状仍有便意感，要求继续服药。告之本病治疗较缓，勿急躁，仍每日服药，上方不变，10剂继用。

按语：本证乃热秘一宗，由大肠燥热所致，针对此病机，立泻热润燥软坚、荡涤热结燥屎、滋阴生津、润肺宽中、消积除满之法。热秘荃方为张老经验方，便秘患者凡辨证属燥热内结型，均可应用。治疗燥热内结型便秘疗效极佳。

三、善用当归、黄芪补气血

当归与黄芪，是补气生血的常用药对。此药对的应用体现了无形之气补有形之血的治疗思路。当归，味甘、性辛温，归肝、心、脾经。有补血活血，调经止痛，润肠的功效。黄芪，性甘而微温，归脾、肺经。具有补气升阳，益卫固表，利水消肿，敛疮生肌之功效。

现代药理研究证实，当归具有提高人体造血功能、抗血小板聚集、预防血栓形成、改善心肌缺血、调节血压、调节子宫平滑肌等作用。黄芪具有增强人体免疫功能、增强应激能力、提高骨髓造血功能、延缓衰老等作用，同时还具有保护黏膜、强心、保肝等作用。当归、黄芪合用，具有增强人体免疫功能、改善循环、抗纤维化和消除自由基、抗癌的作用。

当归、黄芪药对，首见于《陈素庵妇科补解·调经门》，数十年后，李东垣将其发挥为当归补血汤，成为补气生血的代表方剂享誉后世，沿用至今。张老认为：当归补血汤中黄芪补脾气、益肺气，是气中之要药；当归善补阴血，为血分之要药，黄芪与当归配伍蕴含着气与血、阴与阳的辨证关系。张老在精研古方的基础上承古拓新，将当归、黄芪以不同的配伍比例加入自创的畅尔舒、行舟汤、益气开秘方、肠炎康、斯可福、芪仁固脱宝、消瘤散、脏毒清等方中，用于治疗便秘、泄泻、脱肛、脏毒等证，只要配伍得当，可起到气血双补的功效。

运用当归、黄芪药对经验方举隅。

1.畅尔舒

【组成】生白术30 g，生黄芪30 g，何首乌30 g，全当归15 g，肉苁蓉30 g，瓜蒌仁15 g，杏仁12 g，陈皮12 g，锁阳15 g，桔梗12 g，紫菀10 g，枳实15 g，槟榔15 g。

【功能】宣肺健脾益肾，滋阴养血润肠。

【主治】气血两虚便秘。

【方解】方中黄芪味甘微温，归肺、脾二经，擅补肺脾二气；何首乌苦涩甘温，归肝、心、肾经，补肝肾，益精血，润肠通便，共为主药。当归甘辛温，归肝、心、脾经，补血活血，润肠通便；白术苦甘温，归脾、胃经，健脾益气，润肠通便；锁阳甘温，归脾、胃、大肠经，补肾阳，益精血，润肠通便，共为辅药。杏仁甘温，入肺、大肠经，祛痰止咳，润肠下气；瓜蒌仁气微味甘，微苦涩，润肺化痰，滑肠通便；陈皮苦、辛、温，归肺、脾经，理气健脾；槟榔、枳实行气除胀；桔梗、紫菀宣通肺气，开上窍，通下窍，共为佐使药。诸药合用，共达补气养血、滋阴润肠之效。

【方歌】畅尔舒方归术芪，首蓉锁杏蒌陈皮；

　　　　泻剂依赖致便秘，此方服之效尤矣。

2.行舟汤

【组成】黄芪30 g，生白术60 g，生白芍20 g，北沙参15 g，生地黄15 g，熟地黄15 g，枸杞子15 g，麦冬10 g，当归15 g，肉苁蓉12 g，怀牛膝30 g，决明子20 g，升麻6 g。

【功能】运化脾阳，健脾益胃，养血增液润肠，增水行舟。

【主治】气阴两虚型便秘。

【方解】本方以当归补血汤为基础，重用生白术为君药，健脾益气，运肠通便。生地黄、熟地黄、生白芍、北沙参、枸杞子、麦冬、当归滋阴生津，养血润肠；然重视滋阴，而脾不运化，脾亦不能为其行津液，终属治标，故重用白术运化脾阳，实为治本之图；少佐升麻，乃升清降浊之意；重用黄芪大补脾肺之气；肉苁蓉、怀牛膝补肾健脾，润肠通便。如此配伍，契合气阴两虚型便秘之病因病机与病症特点。该方服后排出软便，通便而无腹痛腹泻之弊，临床多年观察未见毒副作用，可长期服用。该方尚有扶助正气作用，有很好的临床应用前景。

【方歌】行舟归芪二地冬，沙参术芍牛膝明；

　　　　杞子蓉升健脾肾，养血增液舟畅行。

3.益气开秘方

【组成】生黄芪30 g，生白术30 g，枳实12 g，杏仁12 g，生地黄15 g，当归15 g，何首乌30 g。

【功能】益气开秘，调畅气机。

【主治】气虚型便秘。

【方解】便秘病位在大肠，但与脏腑经络、气血津液、精神情志等皆有密切关系，受肝经所摄，为脾气所主，脾气充则大便调，脾气虚则传导失司，或气化不利而致便秘。加之临床常有滥用苦寒泻剂者，耗气伤津，使中气伤致肠道蠕动减慢，津液耗而失濡润滑利，便秘之疾更为顽固。基于上述认识，结合临床经验，提出气化不利、气机郁滞、津液不足是虚秘的病机，认为益气开秘是恢复胃肠传导功能的关键。补益中气是直接动力，调畅气机是间接动力，若气得补养，以复其刚大之性，则冲突排荡、开秘行滞。通过补气，升清降浊，蒸化津液，而达补阴目的。益气开秘方中以生黄芪、白术等为君药、以枳实、杏仁等理气开秘以开上窍，通下窍，促进大肠传导能力；少佐以生地黄等以助濡养肠道。

【方歌】益气开秘治功秘，补益中气调气机；

　　　　黄芪白术枳实杏，当归首乌伴生地。

4.肠炎康

组成：党参20 g，炒白术20 g，生黄芪30 g，当归20 g，龙眼肉15 g，炒枣仁20 g，远志12 g，马齿苋30 g，焦三仙各15 g，陈皮12 g，阿胶30 g，广木香3 g，白及20 g，补骨脂30 g，云苓15 g，甘草6 g。

【功能】益气健脾，补血，佐以化滞。

【主治】气血两虚型。

【方解】方中"归脾丸"方意健脾益气，补血养心；补骨脂补肾助阳，大补元气，擅治肾虚冷泻；阿胶、白及补血止血；马齿苋清热利湿；焦三仙和中消食健胃，散瘀止痛；陈皮理气健胃，擅治胃腹胀满。诸药相伍，气血双补。

【方歌】肠炎康归参术芪，龙眼枣志苋仙皮；

　　　　阿香及脂云苓草，气血两虚肠炎医。

5.斯可福

【组成】党参20 g，炒山药30 g，炒白术20 g，炙黄芪30 g，当归15 g，砂仁12 g，盐益智仁30 g，仙灵脾10 g，烫狗脊10 g，盐巴戟天10 g，锁阳10 g，盐韭子10 g，乌药10 g，陈皮12 g，炙甘草6 g。

【功能】益气健脾，补肾壮阳，固气涩精，安和五脏，理气开郁，散寒止痛，强阴益髓，补气海，通九窍，利百脉。

【主治】肛门失禁；脉气虚寒，失溺不节；肾阳不固，阳痿遗精；宫寒虚冷，白淫带下；脾胃虚寒，泄泻冷痢；肠滑肛脱。

【用法】水煎内服、研末服、药酒服均可。

【方解】本方专为治疗二便失禁而设。方中党参、黄芪、山药、白术益气健脾，脾健气旺，肌强有力，二阴开阖有度；当归补血和血；砂仁行气调中，醒脾和胃，益肾补命门，消积去瘀；益智仁性辛温，入脾经，可温脾散寒，适用于脾胃受寒及腹中冷痛、吐泻者；淫羊藿、韭子、锁阳、巴戟天、狗脊补肾壮阳涩精；乌药、陈皮调气健脾，理气开郁，散寒止痛；甘草调和诸药，解百药毒，通九窍，利百脉。以上诸药相伍，具有前述功能。治疗诸虚百损，一切气衰血虚，肾阳不固，二阴开阖失司诸证。

【方歌】斯可福山参术芪，仙仁归锁全狗脊；

　　　　韭巴砂仁报国老，台乌一看只剩皮。

6.芪仁固脱宝

【组成】当归15 g，党参20 g，焦白术30 g，生黄芪30 g，五味子10 g，干枝梅10 g，升麻10 g，枳壳10 g，补骨脂30 g，益智仁30 g，陈皮12 g，砂仁12 g，甘草6 g。

【功能】益气升提，涩肠固脱。

【主治】脱肛、阴挺。

【方解】本方是张老为治疗脱肛、阴挺而设。方中当归养五脏生新血，补血和血；党参补中气，益肺气，和脾胃，生津液，除烦渴，治脾胃虚弱、气血两亏、体倦乏力、久泻脱肛；白术补脾益胃，和中益气，强脾胃，进饮食，和胃生津；黄芪补中益气，擅治脾虚泄泻、气虚脱肛；当归、党参、白术、黄芪补血养血，健脾益气，使气旺血生脾健，则脱肛可愈；补骨脂补肾助阳，治肾泻，通命门，暖丹田，敛精神；益智仁温脾暖肾，固气涩精，益脾胃，理元气，补肾虚；五味子敛肺，滋肾，生津，收汗，涩精止遗，养五脏，补元气，暖水脏，消水肿，善治久泻久痢、大肠滑脱；乌梅敛肺，涩肠，消肿止痢，以利于脱肛上收；升麻升阳发表透疹，解毒，擅治中气下陷、久泻久痢、脱肛、阴挺；枳壳行气消积，健脾开胃，调五脏，消胀满、大肠风，治下痢后重、脱肛阴挺；砂仁补肝肾，补命门，和脾胃，开郁结，行气调中，和胃醒脾，消水谷，暖脾胃，和中止痛，使后天之本脾胃健，饮食增，身康人强，利于气虚下陷之脱肛康复；陈皮理气调中；甘草调和诸药。以上诸药相伍，治疗脱肛、阴挺等气虚下陷之疾病。

【方歌】固脱宝归参术芪，五味梅升枳骨益；

贵老国老砂仁伴，脱肛阴挺效优矣。

7.消瘤散

【组成】全当归15 g，白头翁30 g，生黄芪30 g，半枝莲30 g，土茯苓30 g，马齿苋30 g，炒槐花15 g，黑地榆15 g，广陈皮12 g，炒麦芽20 g，生甘草6 g。

【功能】补益气血，消肿化瘤。

【主治】脏毒（结肠癌）、锁肛痔（直肠癌）、结阴（肛管癌）；各种恶疮、肠风便血等。

【方解】方中当归补五脏，养新血，补血和血；黄芪补气，生用益卫固表，消肿托毒；当归、黄芪补养气血，消肿托毒，扶助正气，增长战胜病邪之力；白头翁、半枝莲、土茯苓、马齿苋清热解毒，散瘀消肿，止血定痛，去肠垢，消积滞，擅治各种癌瘤，是祛邪主药；槐花、地榆清热解毒，凉血止血，治肠风便血、痈疽恶疮，协助主药；陈皮、麦芽理气调中，消食开胃，增进饮食，使胃纳、脾运之力增强，以达扶正目的；甘草和中缓急，润肺解毒，调和诸药。张老经验：15日为1个疗程，一般不少于3个疗程。

【方歌】消瘤散用归翁芪，半枝土苓苋槐榆；

陈皮麦芽生甘草，恶疮肠癌总能医。

8.脏毒清

【组成】当归15 g，党参20 g，焦白术30 g，生黄芪30 g，半枝莲30 g，山慈菇20 g，白花蛇舌草30 g，白头翁30 g，炙鳖甲20 g，露蜂房10 g，郁金15 g，夏枯草15 g，延胡索15 g，昆布20 g，鸡内金15 g，炒麦芽20 g。

【功能】益气健脾养血，抗炎消肿攻毒，软坚散结消瘤，和胃化瘀止痛。

【主治】脏毒（结肠癌）、锁肛痔（直肠癌）、结阴（肛管癌）及化疗后体质极虚者之正虚邪恋型。

【方解】本方是张老专为治疗大肠癌而设。方中当归、党参、白术、黄芪益气健脾养血，以扶助正气；半枝莲、山慈菇、白花蛇舌草、白头翁消肿攻毒，以

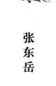

祛除病邪；炙鳖甲、露蜂房、昆布养阴清热，软坚散结，攻杀脏毒；郁金、延胡索、鸡内金、炒麦芽化瘀止痛和胃。诸药相伍，常用于配合治疗大肠癌及有淋巴结转移者。

【方歌】脏毒清归参术芪，莲慈舌翁甲房郁；

夏昆胡内麦芽炒，扶正祛邪肠癌医。

四、应用乳香、没药的经验

乳香为橄榄科植物乳香木干燥树脂，性辛温，味苦，归心、肝、脾经。具有活血行气止痛，消肿生肌的功效。没药为橄榄科植物地丁树或哈地丁树的干燥树脂，性平，味辛、苦，归心、肝、脾经，具有散瘀定痛、消肿生肌的功效。二药均用于胸痹心痛，胃脘疼痛，痛经经闭，产后瘀阻，癥瘕腹痛，风湿痹痛，跌打损伤，痈肿疮疡等病症的治疗。

乳香药性辛香长于走窜，味苦通泄，既能祛瘀止痛，又能活血消肿、祛腐生肌。既可入血分，又可入气分。内能宣通脏腑气血，外能透达经络。可用于一切气滞血瘀之痛证。没药性平芳香，重在苦泄，散血化瘀。《本草纲目》记载：乳香活血，没药散血，皆能止痛、消肿、生肌，故二药每每相兼而用。《医学衷中参西录》记载二药相须为用，可协同互补，增强药力，为宣通脏腑、流通经络之要药，故凡心胃胁痛、肢体关节诸痛皆能治之。

张老认为：二药气香，善行走窜，都有活血行气、止痛的功效。乳香偏于行气伸筋，没药偏于散血生肌。二药合用，气血并治，共奏宣通经络、活血祛瘀、消肿止痛、敛疮生肌之功。

运用乳香、没药药对经验方举隅。

1.谷道安

【组成】当归20 g，苏木20 g，红花15 g，乳香20 g，没药20 g，血竭15 g，芒硝30 g，防风20 g，自然铜20 g，黄柏30 g，木鳖子20 g，生甘草20 g。

【功能】活血化瘀，软坚散结，抗炎消肿，清热燥湿，排脓祛毒，定痛生肌，推陈致新。

【主治】肛门直肠疾病，疮疡肿毒疼不可忍；肛门直肠术后，瘢痕挛缩疼痛，伤口胬肉高起、久不愈合，肛门直肠狭窄；前列腺炎，阴囊肿痛，阴道炎。

【用法】水煎坐浴或药渣局部熏蒸。

【方解】本方是外用洗剂，方中当归、苏木、红花、乳香、没药、血竭活血化瘀，消肿止痛，止血生肌；芒硝泻热、润燥、软坚，去肠内宿垢，破坚积热块，能散恶血，推陈致新；防风祛风胜湿止痛，治破伤风及三十六般风；自然铜味辛苦平，功专散瘀止痛，专治跌打损伤、瘀血疼痛，积聚瘿瘤、疮疡烫伤；黄柏清热燥湿，泻火解毒，治肠痔、便血、疮疡肿毒、阴伤蚀疮；木鳖子消肿散结，去毒，治结肿恶疮、肛门疼痛；生甘草解毒，调和诸药。以上药物相伍，用以治疗多种肛门直肠疾病。

【方歌】谷道安方归苏红，乳没血竭硝风铜；

　　　　甘草黄柏木鳖子，散结消肿止痛灵。

2.阴痒康

【组成】当归20 g，醋乳香20 g，醋没药20 g，红花15 g，荆芥20 g，防风20 g，白芷20 g，花椒20 g，白矾10 g，地肤子30 g，苦参30 g，麸炒苍术30 g，黄柏30 g，徐长卿30 g，炒白蒺藜30 g，生甘草20 g。

【功能】清热燥湿，解毒辟秽，祛风活血，杀虫止痒。

【主治】湿疹疮，阴痒。

【用法】水煎外洗。

方解：本方专为治疗湿疹疮、瘙痒而设。方中当归、乳香、没药、红花活血化瘀止痛，即"祛风先活血，血活风自灭"之意；荆芥、防风、花椒、白芷祛风燥湿，消肿止痛，止痒杀虫；白矾、地肤子清热燥湿，解毒杀虫，善治风疹、疮毒、疥癣、阴部湿疹、阴蚀恶疮；苦参、苍术、黄柏清热燥湿，泻火解毒，辟秽杀虫止痒，治皮肤瘙痒、阴疮湿痒、血风疮；徐长卿、白蒺藜散风行血止痒，消肿解毒，活血镇痛，宣肺之滞，疏肝之郁，治风瘙痒；甘草解毒，调和诸药。以上药物相伍，用以洗浴，湿敷，治疗皮肤湿疹、肛门瘙痒等症。

【方歌】阴痒康归乳没红，荆防芷椒矾肤同；

　　　　苦参苍柏徐藜草，阴痒湿疹保康平。

3.痔瘘洗剂

【组成】蜀羊泉30 g，蒲公英30 g，黄芩15 g，地榆15 g，马齿苋30 g，芒硝30 g，乳香20 g，没药20 g，防风15 g，生甘草20 g。

【功能】清热解毒，活血消肿，除恶肉，去脓血，止痛生肌。

【主治】肛门直肠疾病、前列腺炎、阴道炎、多年恶疮、化脓性皮肤病、丹毒、湿疹等。

【用法】水煎坐浴或湿敷。

【方解】方中蜀羊泉、黄芩、马齿苋、蒲公英清热解毒，泻实火，除湿热，散结消肿；乳香、没药活血化瘀，消肿定痛，擅治痈疮肿毒；芒硝泻热润燥，软坚散结，消散恶血；防风祛风胜湿止痛，主治破伤风及三十六般风；地榆凉血止血，清热解毒，治肠风痔瘘、痈肿恶疮；甘草解毒，调和诸药。以上药物相伍，煎煮洗浴，治疗肛门直肠疾病等。

【方歌】痔瘘洗剂乳没风，泉草芩榆苋硝英；

诸药一同煎浴洗，痔消瘘除肛安平。

五、秘宝康治疗便秘

张老在多年临证中尤其注意便秘的辨证施治，反对盲目攻下、滥用下法。倘失治误治，过用寒凉攻下之品，以致脾肾阳虚、阴虚津亏，病属难治。张老倡导在虚证便秘治疗中以顾护脾胃、健脾养血为证治之纲。脾主运化，脾运健旺则气血生化有源，气血充足则五脏安和、肠道功能正常。创立经验方秘宝康治疗血虚肠燥型便秘，屡试屡效。秘宝康药物组成：全当归（油炒）15 g，肉苁蓉30 g，何首乌30 g，杭白芍20 g，槐米20 g，火麻仁15 g，郁李仁15 g，柏子仁15 g，瓜蒌仁15 g，炙杏仁15 g，锁阳15 g，广陈皮12 g，莱菔子20 g，焦三仙各15 g，生甘草6 g。

纵观全方，以当归、杭白芍、何首乌为主药，取其补血和血，滋阴润肠，散结毒通大便，以求善补阳者以阴中求阳之义。同时何首乌所含蒽醌衍生物，能促进肠管蠕动，利于大便的排出。配以肉苁蓉、锁阳补肾益精强阴益髓，肾司二便，肾得固则开阖有力，大便易于排出。槐米可使体内热清，肠润便通。另外肺与大肠相表里，大肠燥热则肺失宣降，故取五仁质润能去燥，性滑能利窍，益肺气通调水道。五仁中又各有特色：杏仁、瓜蒌仁能宣肺润肠，滑利大便；火麻仁、郁李仁性甘平，入大肠经，润肠通便，滋养补虚；柏子仁养心安神、补血通便。五仁相互协同，功效益彰。莱菔子宽中行气，消食除胀，降气化浊，助便下行；陈皮能行气而不破气，有利于肺与大肠的协调作用。焦三仙健脾胃助消化，有利于脾升胃降，从而促使大肠正常传导。甘草和中缓急、润肺解毒、调和诸药，亦可增强肌力，促进排便。

张老应用秘宝康治疗血虚肠燥型便秘病例举隅：

周某，女，70岁，于2009年2月9日初诊。

患者近1个月内出现大便排出不畅，大便干结，状如羊屎，临厕努挣，便后疲乏，甚则出现汗出短气、头晕目眩、心悸等症状，遂前来我院诊治，现症见：大便排出困难，3～5日一行，面色无华；舌质暗淡、苔薄黄，脉沉迟。针对此类型患者，多为年高体衰之体，脏腑功能减退，气血渐亏，气虚则推动无力，血虚则肠道失养，从而导致阳气不通，津液不行，肠燥艰于传送，留于肠胃，而引起便秘。

治则：滋阴养血，润肠通便。

方剂：秘宝康加减：全当归15 g，肉苁蓉30 g，何首乌30 g，杭白芍20 g，槐米20 g，火麻仁15 g，郁李仁15 g，柏子仁15 g，瓜蒌仁15 g，炙杏仁15 g，锁阳15 g，陈皮12 g，莱菔子20 g，焦三仙各15 g，甘草6 g。

7剂，水煎服，每日1剂，分早晚两次服。

二诊：2009年2月18日。患者大便2日一行，质软，便形细，排出费力，腹胀减轻，乏力，口干，懒言；舌淡、苔面光剥，脉缓弱。热象渐退，阴虚之证显现，加强滋阴之力。

方用：全当归15 g，肉苁蓉30 g，元参20 g，生地黄15 g，麦冬15 g，生白术30 g，何首乌30 g，杭白芍20 g，槐米20 g，火麻仁15 g，郁李仁15 g，柏子仁15 g，瓜蒌仁15 g，炙杏仁15 g，锁阳15 g，陈皮12 g，莱菔子20 g，焦三仙各15 g，甘草6 g，

14剂，水煎服，每日1剂，分早晚两次服。

三诊：2009年3月6日。患者大便每日1～2次，质软成形，感觉量少，腹不

胀，排便仍稍费力；舌淡、苔薄黄，脉沉弦。肠道仍有余热，虚象已现，宜益气滋阴、润肠通便，更方如下：全当归15 g，肉苁蓉30 g，生黄芪30 g，生白术30 g，何首乌30 g，杭白芍20 g，槐米20 g，火麻仁15 g，郁李仁15 g，柏子仁15 g，瓜蒌仁15 g，炙杏仁15 g，锁阳15 g，陈皮12 g，莱菔子20 g，焦三仙各15 g，甘草6 g，10剂，水煎服，每日1剂，分早晚两次服。服后患者病情基本康复。

第五章

临证心悟

一、痔病临证心悟

张东岳教授认为，痔是肛管直肠之间的一种正常解剖结构，在肛门闭合、控制排便方面有着重要作用，可能某些功能还不为我们所知，所以对痔的治疗必须慎重，决不能一切了之。患者所言的"痔"，其实是血管团或者说肛垫病变导致的一种临床不适症状，应称为"痔病"比较恰当。

《素问·生气通天论篇》曰"因而饱食，筋脉横解，肠澼为痔。"随着医学的进步，对痔的病因病理认识也在改变。《外科正宗》曰："夫痔者，乃素积湿热，过食炙爆，或因久坐而血脉不行，又因七情而过伤生冷，以及担轻负重，竭力远行，……又或酒色过度，肠胃受伤，以致浊气瘀血流注肛门，俱能发痔。"说明前人在对痔病的认识方面是比较准确的。

张东岳教授在前人基础上，结合自身体会，总结痔病病因，摘录如下：

食不节，过肥辛，酷热毒，大肠蕴，积不散，聚后阴。

房事多，交媾频，精脱泄，滞脉筋，热毒下，注迫门。

久站立，长坐蹲，气血滞，聚肛门，直立位，地心引，直下沉。

便秘泻，久努蹲，大便秘，或泄泻，常赴圊，久努蹲。

腹压增，他病侵，妇妊娠，前肥大，下腹瘤，高血压，直肠炎，肝硬化。

张东岳教授对痔病的发病机制，也做了精心概括，以便后学者诵记：

静曲张，血滞瘀，回不畅，痔成矣。

血管增，形成瘤，动静吻，有搏起。

感染说，常提炎，管壁脆，血回难。

垫下移，肛门松，痔脱出，难回升。

括功降，组织松，静脉曲，痔形成。

张东岳教授用以上歌诀形式形象地概括了痔病的病因病机，以飨后学者，用心良苦。

痔分为内痔与外痔、混合痔。内痔位于齿状线以上，表面覆以直肠黏膜，一般位于直肠末端的肛侧、右前、右后，但并不固定，临床表现以便血和脱出为主。内痔分为四期：Ⅰ期内痔以便鲜血为主，便后自止，无脱出，无疼痛；Ⅱ期内痔大便时脱出，便后自行还纳，或有便血；Ⅲ期内痔大便或活动时脱出，不能自行还纳，须手法复位；Ⅳ期内痔脱出嵌顿，以疼痛为主要临床症状。外痔位于齿状线以下，表面覆以肛管皮肤，分为四型：静脉曲张性外痔，可触及皮下柔软血管团；炎性外痔，皮肤充血、水肿、疼痛；结缔组织性外痔，多见皮赘形成；血栓性外痔，皮下紫色圆形隆起，疼痛剧烈，多发于肛门左右两侧。混合痔则兼有内痔和外痔的双重症状。

张东岳教授思维活跃，不僵化于教条，注重学习，长于中西贯通。如对Thomson的肛垫学说就非常推崇，认为痔即肛垫，是正常的肛管结构，维持肛门的密闭性，其内血管团属于动静脉的吻合支，血液为鲜红的动脉血。血管、结缔组织、平滑肌、弹性纤维共同构成了肛垫，大体上能够解释痔的多种临床症状，并且认为可能还有未知的生理功能。

内痔表现为便血、脱出、肛周潮湿或不适感；外痔见肛周多余组织，以及肛周异物感。实际多以内痔感觉为主，如脱出、瘙痒、便血等，但必须与相关疾病鉴别，如肠炎、结直肠肿瘤、直肠脱垂等。

张东岳教授认为所有就诊患者均要行直肠指诊和肛门镜检查，以明确诊断，与易混淆疾病鉴别。直肠息肉多有便血或脱出症状，但质韧，活动度大，常可触及，易与痔鉴别。直肠肿瘤早期便鲜血；后期往往有肛门坠胀、便次多等，指诊可触及质硬肿块，活动度差，甚至直肠狭窄。较大肛乳头瘤在活动或便时易脱出，一般无出血，检查可发现其基底部在齿线处。一度直肠脱垂部分仅表现为肛管脱垂，呈环状规则圆形；环状混合痔虽呈环状，但为多个颗粒状突起。凡是便鲜血，但出血部位不确定者，均建议结肠镜进一步检查，以免漏诊。

张东岳教授认为，痔病治疗的目的是缓解临床症状，绝不是"一切了之"。他比较完整地继承了前人经验，认为中医药治疗痔病有着西医不可比拟的优势。

对痔病的预防，重在调护。勿暴饮暴食，忌辛辣厚味，及时治疗其他相关疾病如便秘、泄泻、肝硬化等，忌久坐及如厕久蹲，每日便后及睡前温水坐浴。张东岳教授认为便秘是痔病发生的重要因素，提出对便秘的防治，建议多饮水，特别是晨起喝杯白开水，刺激肠道蠕动，多食五谷蔬菜水果等高纤维素食物，注重体育运动，养成定时排便习惯，必要时药物治疗。伴有肛门瘙痒或潮湿者，以葱汤水煎坐浴，认为大葱能发表、利窍、散瘀、消肿，应用方便。

痔病初起多以湿热下注为主，见便血、肛门灼热、潮湿、下坠等症状，治以清热渗湿，从槐角丸方义，或加秦艽"除阳明风湿，肠风泻血"。若痔色紫疼痛，突起坚硬，坠胀难忍，宜活血化瘀、消肿止痛，方用止痛如神汤加减。大便或稍动痔即脱出，为脾虚气陷，法当健脾、益气升提，方用补中益气汤，同时加以乌梅、五味子、金樱子等以固脱收敛。便血量多、面色萎黄、肢软乏力、头晕耳鸣者，宜养血健脾，方用黄土汤加减，可酌加阿胶珠、仙鹤草等养血止血。

对保守治疗无效者，考虑手术治疗，手术方式有硬化剂注射术、胶圈套扎术、外剥内扎术、痔环切术等多种术式，具体的术式选择以痔病的具体表现、患者的诉求为依据。

内痔硬化注射术是一种效果比较理想的治疗手段，适用于各期内痔及混合痔的内痔部分，安全性高，创伤小。张东岳教授擅长应用消痔灵注射液进行内痔注射，根据自身经验，强调注射部位不宜过深但也不能过浅，以免形成溃疡，以黏膜隆起饱满、色泽苍白为度，同一平面注射不宜过多，术后勤检查，防止形成直肠狭窄。

胶圈套扎术是常用的内痔治疗方法。张东岳教授认为，虽名为内痔套扎，但套扎的应为内痔上端部分及其上直肠黏膜，使脱垂内痔上提固定，达到治疗目的，一个平面不宜套扎过多，预防术后出血及直肠狭窄。

外痔剥离内痔结扎术是一种经典的痔手术方法。麻醉后扩肛，提起外痔部分，在远端做一V形切口，充分游离外痔组织至齿状线上，于基底部连同内痔一起结扎。内痔较大者贯穿结扎。在手术中应充分暴露痔核，检查有无出血，注意保留皮肤桥和黏膜桥，起码在三个以上，才能预防肛门直肠狭窄。张东岳教授非常反对环状混合痔术中将痔组织一并完全切除，不留皮桥的做法，这种做法容易导致术后肛门狭窄且感觉功能减退。

痔术后创面水肿、疼痛、小便不利等是常见并发症。张东岳教授认为在常规治疗基础上，应充分发挥中医药优势，预防便秘，每日便后中药坐浴，换药。

因畏惧术后大便干结、创面疼痛，部分患者少量饮食或忍便，均可能导致大便干结。张东岳教授认为，在清淡饮食的基础上，必须增加膳食纤维摄入量，多饮水，并常规性应用其经验方"槐米茶"口服，预防便秘，组方如下：

槐米20 g，胖大海10 g，肉苁蓉30 g。

功能清热凉血、润肠通便，用时以开水冲泡，代茶饮。

既往体虚或长期便血，术后愈见气血不足、面色萎黄、头晕耳鸣、食不知味者，宜益气养血、生肌敛疮，常用加味四君子汤加减：

党参30 g，黄芪30 g，白术30 g，茯苓18 g，白扁豆30 g，当归18 g，黄芩6 g，炙甘草6 g，生姜1片，大枣2枚。

上药水煎服，每日1剂。

术后初期，创面疼痛，易伤风染毒，拟定"痔瘘洗剂"经验方，清热解毒，活血消肿，止痛生肌。方药如下：

蜀羊泉30 g，蒲公英30 g，黄芩15 g，地榆15 g，马齿苋30 g，芒硝30 g，乳香20 g，没药20 g，防风15 g，生甘草20 g。

上药水煎约2000 mL，便后坐浴，每次20分钟左右。

坐浴后以黄连紫草膏敷创面，达清热解毒、消肿生肌目的。

术后中后期，外用药不宜过凉，以免寒滞经络、气血不和、创面日久不愈，宜活血化瘀、软坚散结、止痛生肌，自拟经验方"谷道安"，方药如下：

当归20 g，苏木20 g，红花15 g，乳香20 g，没药20 g，血竭15 g，芒硝30 g，防风20 g，自然铜20 g，黄柏20 g，木鳖子20 g，甘草20 g。

上药水煎约2000 mL，便后坐浴，每次20分钟左右。

痔术后需定期指检，预防肛门狭窄。

二、肛瘘临证心悟

张东岳教授认为肛瘘为肛痈溃后，余毒未尽，蕴结不散所致。宋代《太平圣惠方》曰："夫痔瘘者，由诸痔毒气，结聚肛边……穿穴之后，疮口不合。"《河间六书》曰："盖以风热不散，谷气流溢，传于下部，故令肛门肿满，结如梅李核，甚者乃变为瘘也。"把肛瘘病因总结如下：

食不节，过肥辛，忧思伤，交媾频。

痔病久，缠绵延，肌肉坏，成瘘焉。

风湿燥，热入里，气血滞，毒瘀积。

现代医学认为，大肠细菌及分泌物经由内口不断进入瘘管，形成反复感染，加之肛周括约肌收缩压迫、直肠内静息压等原因，瘘管难以愈合，成为肛瘘。

肛瘘症状以局部肿痛、溢脓和瘙痒为主，外口未闭合，瘘管通畅时，一般无肿痛症状；若外口闭合，脓液排出不畅，瘘管内压力增加，出现局部肿痛，甚至发热；外口破溃后，脓液排出，压力减小，症状消失；内盲瘘瘘口较大者，脓液也可由内口排出，症状缓解或消失。流脓往往为间歇性，急性期脓液较多，常有臭味，缓解期脓液较少，或时有时无。脓液刺激肛周皮肤，潮湿，往往伴有肛门瘙痒，甚至肛周湿疹。

张东岳教授将肛瘘分为实证与虚证，按《本草纲目》"漏属虚与湿热"辨证，在全身辨证基础上，还需加以局部辨证，实证以湿热多见，虚证以阴虚、气血两虚为主。

湿热下注：肛门肿痛、坠胀，脓液黄白、稠厚、味臭。

阴虚：脓液清稀，形体消瘦，潮热盗汗。

气血亏虚：溃口肉芽色暗，脓水不多，形体消瘦，面色无华，肛瘘反复发作。

现代医学根据内外口多少及管道通过间隙将肛瘘分为单纯性肛瘘与复杂性肛瘘。

单纯性肛瘘：肛旁仅有一个外口及内口。

复杂性肛瘘：肛瘘内、外口在三个以上，或瘘管穿过两个以上间隙，或支管较多，或形成马蹄形肛瘘。

根据瘘管是否穿过外括约肌深部，将肛瘘分为高位肛瘘与低位肛瘘。

根据以上分类，肛瘘分为低位单纯性肛瘘、低位复杂性肛瘘、高位单纯性肛瘘、高位复杂性肛瘘。

本病应与化脓性汗腺炎相鉴别。化脓性汗腺炎极易误诊为肛瘘，两者区别在于该病病变在皮肤及皮下组织，病位表浅，与直肠无关，但范围较大。

骶尾部畸胎瘤无感染时无症状，感染时局部红肿、胀痛，极似肛周脓肿，破溃部位在肛门后位或齿状线处，但排出内容物有牙齿或毛发等，溃破后又易与肛瘘混淆，与直肠不通。

张东岳教授一直强调本病需明确诊断，肛门指诊非常有体会，从外口沿瘘管至内口，肛瘘的复杂程度，内口位置的高低，绝大多数都能明确诊断，了然于胸。个别不确定者，行瘘管造影或磁共振检查，务须明确，甚至术中还要亚甲蓝染色检查。

本病治疗以手术治疗为主，内治始终贯穿治疗全过程，以缓解症状，促进愈合。总结如下。

湿热下注型：治以清热解毒、除湿消肿，方药以五味消毒饮加减：

黄柏20 g，赤芍20 g，牡丹皮20 g，槐角15 g，地榆15 g，金银花15 g，地丁15 g，蒲公英15 g，生地黄15 g。

水煎服，每日1剂。

阴虚邪恋型：治以养阴托毒、清热利湿，方药以青蒿鳖甲汤加减：

青蒿30 g，鳖甲30 g，生地黄20 g，知母20 g，丹皮12 g，赤芍15 g，黄芪30 g，当归18 g。

水煎服，每日1剂。

气血两虚型：治以益气养血托毒生肌，方药以内补黄芪汤加减：

黄芪30 g，党参30 g，白术30 g，茯苓18 g，当归18 g，川芎15 g，白芍18 g，熟地黄24 g，肉桂9 g，麦冬15 g，远志15 g，五味子15 g，甘草9 g。

水煎服，每日1剂。

手术治疗的原则是消除肛瘘，防止复发及保护肛门功能，治疗成功的关键在于正确找到内口并切除或切开。常用方法有以下几种：

肛瘘切开术：适用于低位肛瘘，自外口开始，沿瘘管走行方向切开皮肤及皮下组织，直至内口，将整个瘘管完全切开，修剪两侧皮缘及皮下组织。

肛瘘切除术：适用于低位肛瘘瘘管闭合者，自外口开始沿瘘管周围环状剥除管壁，至内口处结扎，将管壁整体切除，修剪两侧皮缘及皮下组织。

肛瘘低位切除高位挂线术：瘘管穿过括约肌深部者，将括约肌深部以下瘘管全部切开，用橡皮筋由剩余管道通入，自内口引出，拉紧橡皮筋并结扎，这样既治愈了肛瘘，又保护了肛门括约肌功能。在《古今医统大全》已记载该手术方法，"药线日下，肠肌随长，僻处既补，水逐线流，未穿疮孔，鹅管内消"，是目前治疗肛瘘最好的一种手术方法。

穿臀瘘，瘘管较长，如果一次性切开，创面过大，必然影响愈合及功能恢复，因此张东岳教授提出采用"开窗留桥法"治疗该型肛瘘。在瘘管外口及管壁与皮肤间依次做多个开口，尽可能保留皮肤，管壁组织逐渐脱落，达到微创与愈合目的。

张东岳教授一再强调，不能单纯手术，术中、术后配合中药辨证内服，可明显缩短病程。术后中药坐浴，效果明显优于单纯温水或高锰酸钾溶液坐浴者。

术后初期，创面疼痛，易伤风染毒，拟定"痔瘘洗剂"经验方，清热解毒、活血消肿、止痛生肌。方药如下：

蜀羊泉30 g，蒲公英30 g，黄芩15 g，地榆15 g，马齿苋30 g，芒硝30 g，乳香20 g，没药20 g，防风15 g，生甘草20 g。

上药水煎约2000 mL，便后坐浴，每次20分钟左右。

术后中后期，外用坐浴药不宜过凉，以免寒滞经络，气血不和，创面日久不愈，宜活血化瘀、软坚散结、止痛生肌，自拟经验方"谷道安"，方药如下：

当归20 g，苏木20 g，红花15 g，乳香20 g，没药20 g，血竭15 g，芒硝30 g，防风20 g，自然铜20 g，黄柏30 g，木鳖子20 g，甘草20 g。

上药水煎约2000 mL，便后坐浴，每次20分钟左右。

每次坐浴后换药，须观察创面颜色是否红活鲜润，有异常者随症处理，充分发挥中医优势，达早日痊愈目的。

三、肛周脓肿临证心悟

肛周脓肿是肛门直肠周围脓肿的简称，是肛门直肠周围间隙发生的急慢性化脓性感染性疾病。中医有多种称法，如肛痈、脏毒、骑马痈、坐马痈等，比较杂乱，后统称为肛痈。

《外科正宗》认为其病因病机为：醇酒厚味，勤劳辛苦，蕴毒流注肛门，结成肿块。有内外之别，虚实之殊。发于外者，多实多热，属阳易治；发于内者，属阴虚，湿热渗入肛门，属阴难治。又有虚劳久嗽，痰火结肿，肛门如粟者，破必成漏。

张东岳教授总结前人经验，结合自身体会，将肛痈病因病机总结为以下六个方面：

外邪侵，热入里，气血滞，毒瘀积，热壅盛，肉腐矣。

食不节，过肥辛，损脾胃，湿热蕴，毒流注，聚后阴。

极虚人，三阴亏，湿热聚，毒发威。

负重行，忙不停，妇孕产，过努挣，气陷滞，毒瘀凝。

虚劳嗽，痰火结，肛门肿，溃脓血。

房事多，过忍精，交不结，欲火生，秽毒诱，乃发痈。

现代医学认为，肛周脓肿发生的原因多为便秘、腹泻等因素导致肛隐窝感染，腺体阻塞，形成脓肿。手术、炎性肠病、肿瘤等因素也可导致肛周脓肿的形成。根据发生的部位不同，肛周脓肿分为肛周皮下脓肿、坐骨直肠间隙脓肿、骨盆直肠间隙脓肿、直肠后间隙脓肿、括约肌间脓肿等。张东岳教授不大赞成黏膜下脓肿的提法，认为其应归于括约肌间脓肿。

肛周皮下脓肿是最为常见的肛周脓肿，患者感肿痛进行性加重，不能下坐，检查发现肛周皮肤红肿、硬结或已有波动感、有压痛。

坐骨直肠间隙脓肿表现为肛周有面积较大的肿块，红肿、质硬、压痛，患者感疼痛剧烈，活动受限，甚至坐卧不安，肛门指诊患处饱满、有明显压痛及波动感。

骨盆直肠间隙脓肿较少见，全身症状明显，如恶寒、发热等，故早期误诊率较高，局部症状不明显，或有肛门坠胀感、二便不畅等；肛门指诊直肠温度较高，患处直肠壁隆起，或有波动感。

直肠后间隙脓肿与骨盆直肠间隙脓肿相似，全身症状不明显，大便不畅，肛门坠胀，坐位时疼痛加剧，可向下肢放射，肛门指诊直肠后壁隆起或有波动感。

括约肌间脓肿，全身症状不明显，感直肠或肛门坠胀，便时加重，肛门指诊局部隆起、压痛。

张东岳教授认为，及时明确诊断非常重要，对有经验的医生来讲，肛门指诊一般即可确诊，对诊断不清者可行穿刺，必要时做直肠腔内超声检查或磁共振检查等。同时，须与直肠肿瘤、脊索瘤、骶前畸胎瘤等鉴别。

一旦确诊，应及时手术治疗，应用抗生素治疗的方法通常是无效的。此外，认为肿块质硬，不宜手术，或等待脓肿有波动感后再行手术的思路是不可取的，不仅患者忍受了不必要的痛苦，还可能导致进一步的坏死性感染。

尤其对糖尿病、肥胖、恶病质患者，贻误病情，肛周脓肿导致坏死性感染的可能性更大，表现为肛周皮肤、皮下组织、筋膜、肌肉的感染，广泛坏死，皮下捻发音，以及全身感染症状，有较高的死亡率。《外科正宗》曰："蕴毒结于脏腑，火热流注肛门，结而为肿；其患痛连小腹，肛门坠重，二便乖违，或泻或秘，肛门内蚀，串烂经络，污水流通大孔，无奈饮食不餐，作渴之甚，凡犯此未得见其有生。"前人对此已有明确认识。

张东岳教授非常重视中医治疗，认为应中西医结合，可明显缩短病程，缓解症状。中医内治大体如下。

（1）初发期：脓肿尚未形成，恶寒发热，大便坠痛，脉浮数，宜轻清宣散，忌用寒凉。治用四顺清凉饮，方药如下：

羌活9 g，防风12 g，连翘15 g，当归18 g，赤芍18 g，栀子15 g，大黄6 g，灯芯草18 g，甘草6 g。

水煎服，每日1剂。

（2）酿脓期：局部肿块质硬，红肿热痛，便秘，便时加重，身热口干，脉沉实，宜清热解毒祛湿。治用仙方活命饮，方药如下：

二花18 g，防风12 g，白芷12 g，穿山甲12 g，皂角刺15 g，当归18 g，赤芍24 g，乳香15 g，没药15 g，天花粉15 g，陈皮12 g，贝母18 g，甘草6 g。

水煎服，每日1剂。

体虚者，治用凉血地黄汤，方药如下：

当归18 g，川芎15 g，赤芍24 g，生地黄24 g，党参30 g，白术30 g，茯苓18 g，黄连12 g，地榆15 g，栀子15 g，天花粉18 g，甘草6 g。

水煎服，每日1剂。

（3）成脓期：肛门肿痛剧烈，可持续数天，痛如鸡啄，夜寐不安，伴有恶寒发热，口干便秘，小便困难，肛周红肿，按之有波动感或穿刺抽脓，舌红苔黄，脉弦紧。治宜清热解毒，透脓托毒。治用透脓散加减。

1）透脓散。

此方治痈疽诸毒，内脓已成，不穿破者，服之即溃破毒出。

生黄芪（四钱）　穿山甲（一钱）　川芎（三钱）　当归（二钱）　皂角刺（一钱五分）

上五味，水三盅，煎一盅。疮在上，先饮酒一杯，后服药；疮在下，先服药，后饮酒一杯。

2）托里透脓汤。

人参　白术（土炒）　穿山甲（炒研）　白芷（各一钱）　升麻　甘草节（各五分）　当归（二钱）　生黄芪（三钱）　皂角刺（一钱五分）　青皮（炒，五分）

水三盅，煎一盅。病在上部，先饮煮酒一盅，后热服此药；病在下部，先服药后饮酒；疮在中部，药内兑酒半盅，热服。

四、直肠脱垂临证心悟

张东岳教授认为，本病多由气血不足，气虚下陷，不能收摄；或肺肾两虚，寒热洞泄，不能固涩所致。宋代陈无择《三因极一病证方论·脱肛证治》："肛门为肺下口，主大肠。肺脏实则热，热则肛门闭塞；腑虚则大肠寒，寒则肛门脱出。又妇人产蓐用力过多，及小儿叫呼，及久泻利后，皆使肛门滞出。"多见于小儿、老人、妇女，病因病机有以下几个方面。

小儿先天不足，气血未旺，如果体弱多病，后天失养，久咳泻痢，致气虚下陷，肛门外脱。

老人气血衰退，中气不足，收摄失司。

妇女分娩过多，气血亏损，不能收摄。

久泻久痢，长期便秘、咳嗽，气虚下陷，大肠滑脱，不能摄纳。

现代医学认为，直肠脱垂的发生是一系列复杂因素作用的结果，有些机制还不太明确，大致与下列因素有关。

儿童时期，盆腔支持组织发育不全，以及腹腔内由上而下的压力过度，导致直肠脱垂。

长期腹泻、便秘、久咳等，持续腹压增高，组织分离。

盆底肌肉松弛，肌力减弱，直肠周围组织松弛，失去支持固定作用，致直肠脱垂。

直肠乙状结肠过长，系膜松弛。

内痔、肿瘤等疾病，反复脱出，直肠逐渐下降，形成直肠黏膜内脱垂，最终导致直肠黏膜脱垂。

神经系统疾病或马尾神经损伤，导致所支配直肠周围组织和肛提肌松弛，引起直肠脱垂。

肛周相关手术因素，如痔、复杂肛瘘、外伤等，损伤肛门括约肌，肛门松弛，直肠失去下端组织支撑。

本病起病缓慢，无明显全身症状，初期感直肠胀满，有壅塞感，站立后加重，甚至会阴区感觉异常；后大便时直肠黏膜脱出，便后自行还纳，反复脱出可致直肠黏膜充血、水肿；逐渐导致直肠全层脱垂，以及部分乙状结肠的脱出，不易还纳，形成嵌顿甚至绞窄。反复脱出牵拉神经，损伤盆底肌功能，并引起肛门扩张，使肛门括约肌更加松弛，直肠脱垂更加严重，并出现大便失禁。

所以本病症状以直肠黏膜或直肠全层脱出为主，可见黏膜充血、水肿、糜烂，严重时大便失禁。

对本病的检查一般认为比较简单，在患者主诉的基础上，让患者在马桶上做排便动作，即可看到直肠脱出长度及有无水肿、糜烂等。但张东岳教授要求不止于此，必须做肛门指诊，了解肛门收缩功能，检查直肠有无黏膜拥堵；再做肛门镜检查或者结肠镜检查，了解直肠黏膜松弛长度、做排便动作时肠镜逼出长度，以此明确肛门功能状态。如果肛门收缩功能尚可，建议排便造影检查，了解直肠脱垂返折的顶点，以及骶直的间距。

直肠脱垂分为以下三度。

一度脱垂：直肠黏膜环状脱出，长度小于5 cm，便后可自行还纳。

二度脱垂：直肠全层脱出，长度5~10 cm，呈圆锥状，便后有时需手法复位。

三度脱垂：直肠及部分乙状结肠脱出，长度大于10 cm，呈圆柱状，往往肛门松弛无力。

张东岳教授常给我们强调注意观察肛管脱垂，因为在检查中容易忽略肛管脱垂，它预示了肛门括约肌和盆底肌功能。

鉴别诊断如下。

一度脱垂与内痔脱出鉴别：直肠黏膜脱出呈环状，内痔痔核呈颗粒状脱出，同时肛管脱出往往易被误诊为环状混合痔。

直肠息肉或肿瘤往往是直肠脱垂的诱因，甚至有时把直肠息肉的脱出误诊为直肠脱垂；部分直肠脱垂术后复发病例，应高度怀疑直肠肿瘤性疾病。所以对可疑病例，结肠镜检查是必要的。

张东岳教授在治疗直肠脱垂中有许多经验值得学习，尊《黄帝内经》"下者举之，散者收之，衰者补之，脱者固之"治疗原则，以及五味"酸可收敛，涩可固脱"等理论，确立了内外治法，其经验总结如下。

（1）内治法：

1）脾虚气陷型。直肠脱垂大多属于该型，治宜补气升提、涩肠固脱，自拟芪仁固脱宝方，方药如下：

党参20 g，黄芪30 g，焦白术30 g，当归15 g，五味子10 g，干枝梅10 g，升麻10 g，枳壳10 g，补骨脂30 g，益智仁30 g，砂仁12 g，陈皮12 g，炙甘草6 g。

水煎服，每日1剂。

脱垂较重者，加柴胡9 g，金樱子15 g，诃子30 g；出血较多者，加地榆15 g，侧柏炭15 g；肾虚者，加仙茅15 g，淫羊藿15 g。

2）湿热下注型。多见于直肠脱垂后，直肠黏膜充血、水肿、糜烂，渗出液较多，不易还纳。治宜清热利湿、消肿举脱，处方以四妙丸合槐角丸加减，方药如下：

苍术18 g，黄柏15 g，薏苡仁30 g，牛膝18 g，黄芩15 g，槐角15 g，枳实15 g，茯苓15 g，柴胡6 g，升麻12 g，甘草9 g。

水煎服，每日1剂。

热毒盛者，加蒲公英30 g、蚤休18 g；渗液较多者，重用茯苓、薏苡仁，加白术30 g、牡蛎15 g；里急后重者，加木香6 g、槟榔12 g。

（2）外治法。

以收敛、固涩为主，张东岳教授拟定了多个治疗方剂，根据病情轻重或水肿糜烂等不同症状分类取用，大致如下。

1）葱韭汤。

大葱60 g，韭菜120 g。

功能补虚温中，活血消肿，涩肠固脱，调和脏腑。

水煎坐浴，每日1次，每次20～30分钟。

2）休马汤。

蚤休30 g，马齿苋30 g，石榴皮30 g，乌梅15 g，芒硝30 g，韭菜60 g，大葱60 g。

功能清热解毒消肿，涩肠固脱止痢。

水煎坐浴，每日1次，每次20～30分钟。

3）灵通汤。

甘草20 g，芒硝30 g，薄荷10 g，五倍子15 g，土茯苓30 g，白矾10 g，红花

15 g。

功能补虚益气，辟秽解毒，活血祛瘀，涩肠固脱。

水煎坐浴，每日1次，每次20～30分钟。

4）梅五汤。

乌梅15 g，五倍子15 g，蚤休30 g，甘草20 g。

功能解毒消肿，涩肠止痢，敛溃固脱。

水煎坐浴，每日1次，每次20～30分钟。

5）脱福康。

白矾10 g，石榴皮30 g，五倍子15 g，乌梅15 g，红花15 g，甘草20 g，金樱子10 g，防风20 g，乳香20 g。

功能酸涩收敛，活血消肿，涩肠固脱。

水煎坐浴，每日1次，每次20～30分钟。

（3）针灸。

取百会、长强穴，每日1次。

主要用于小儿直肠脱垂或成人一度直肠脱垂，也可配合电刺激，增强盆底肌功能，改善局部症状。

（4）注射法。

1）直肠黏膜下注射法。

患者取侧卧位，以1∶1消痔灵注射液呈点状或柱状均匀注射入直肠黏膜下层，与肌层之间形成粘连。

2）直肠周围三间隙注射法。

将消痔灵注射液注入两侧骨盆直肠间隙和直肠后间隙，使间隙产生无菌性炎症，并纤维化，使直肠与周围组织粘连固定。

（5）手术。

1）直肠黏膜结扎术。

麻醉后，取侧卧位或折刀位，纵行钳夹分别提起直肠前位、两侧黏膜，基底部以止血钳钳夹固定，缝线在钳下连续贯穿结扎，形成柱状瘢痕。

2）肛门环缩术。

麻醉后，取侧卧位，肛周消毒，于肛缘外1 cm，前位及后位各做一小切口，缝线由前位经肛门两侧潜行至后位，拉紧缝线缩窄肛门，使肛门口直径约近端指节大小，固定缝线，包埋在皮下。

该术式相对比较简单，适用于老年人及手术风险较大患者，但也有一定风险，如异物排斥反应、感染等。

3）经会阴直肠乙状结肠部分切除术。

麻醉后，将脱垂直肠尽量下拉，距齿状线1～2 cm处直肠做一环形切口，并逐次切断脱垂直肠外层，充分游离直肠，切除直肠或部分结肠后，行肛管结肠吻合。

4）经腹直肠固定、乙状结肠切除术。

麻醉后，取下腹正中切口，依次开腹，游离乙状结肠融合筋膜，向远侧端游离直肠至肛提肌水平，提起直肠并固定于骶骨岬下缘，切除冗长乙状结肠及部分直肠，行断端吻合。这样既消除了直肠脱垂，又抬高了盆底腹膜。张东岳教授比较赞成该种术式。

5）经腹直肠悬吊固定术。

手术次序同上，充分游离直肠至肛提肌水平，将网片固定于骶骨岬前筋膜上，适当张力提起直肠，将网片包绕直肠并缝合，从而改善直肠脱垂。

张东岳教授擅长运用"三联术"治疗直肠脱垂，即直肠黏膜柱状缝扎、直肠周围硬化剂注射、肛门环缩术三者综合应用，达到治愈目的，且并发症较少，安全性高，患者痛苦小，术后恢复较快。对于个别术后复发病例，建议行经腹直肠固定、乙状结肠切除术，既治愈直肠脱垂，又消除了道格拉斯窝，改善了便秘症状，是比较理想的手术方式。

在围手术期，张东岳教授建议加强营养，中西医并用，运用中医补气升提，涩肠固脱方法，自拟"芪仁固脱宝"方持续煎服，也可配合针灸，巩固疗效。

第六章

诊余随笔

一、中医药承载的是中国文化

在中医药的基础理论框架中，除了阴阳五行学说外，脏象学说、正邪观、卫气营血理论，都可以在先秦的文化中寻找到它的开端。目前世界上还没有任何一门科学像中医药这样，既有丰富的文化内涵，又极具自然科学的性质。由于中医药具有这些特色及其内涵过于丰富，特别是其中的文化内涵又与中国的传统文化具有千丝万缕的联系，所以发展难度较大。

（一）中医药承载着佛学

佛学是研究佛教的学问。佛教于公元前6世纪起源于印度，约在东汉时期开始传入中国，盛行于隋唐，目前佛学在中国已经本土化。唐太宗贞观年间（公元7世纪）玄奘到今日印度求经，回国后翻译佛经，奠定了中国佛学基础，并对中医药产生影响，如中医的直觉顿悟性思维就是佛教的一种思维方法。南朝名医陶弘景早年信奉道教，晚年信佛，他主张以道教为主的佛道合一。陶氏的佛学思想在其医学著作中也有充分的体现，他在总结前人的医药学知识和经验时，往往加入了佛教神秘主义色彩。

被后世称为"药王"的孙思邈，不仅在其医药著作中体现出了佛学思想，而且在其生活和行医过程中也体现出了佛学精神。他屡次拒绝做官，终身过着隐居生活。他在《千金方》一书的序中写道："为其解释经说，地水火风，和合成人。凡人火气不调，举身蒸热；风气不调，全身强直，诸毛孔闭塞；水气不调，身体浮肿，气满喘粗；土气不调，四肢不举，言无音声。"在该书的《大医精诚》篇中，孙思邈写道："凡大医治病，必当安神定志，无欲无求，先发大慈恻隐之心，誓愿普救生灵之苦。"他所强调的这些都是一些佛家弟子的言论。

在医理上，中医的命脉和精髓是它的"整体性"，这明显地也是受到了佛学"本体论"思想的影响。在佛学看来，如果从特定的局部或部分去认识和描述事物，便会破坏自然本体的不可分性。因此，佛学倾向于用整体思维来把握对事物的认识，并且提出了"以心传心"的认知方法，主张经验和直觉为第一认知原则。在整体观念的统帅下，中医从天、地、人、物、阴阳五行、脏腑经络等方面进行综合思维和分析，并以经验为基础，采用类似于"空灵"的顿悟方法确定理、法、方、药。在临证过程中，中医也强调排除杂念，并强调要与环境、人、事、物保持一种协调关系，做到佛家的"清虚静泰"。即医中寓禅，禅中存医，以达到"仁者与物浑然一体"的境界。

医者，意也。

（二）中医药承载着理学

理学是中国宋朝至明朝的主流哲学思想，它始于北宋，盛行于南宋、元、明朝，清朝中期渐渐衰落。理学时代也有人称为"后孔子时代"。理学批判了佛、道两教鄙视现实人生，追求来世和彼岸的宗教思想，并把儒学人与人之间的关系延伸到了人与自然的关系，同时也批判了玄学的以"无"为本，盲目崇尚"自然"的思想。理学代表人物是宋朝的朱熹，他在继承儒家"格物致知"（如《礼记·大学》中说："致知在格物，物格而后知至。"）思想的基础上，提出了"格物穷理"的认识方法。朱熹在《朱子语类》一书中写道："格物，是物物上穷其至理。致知，是吾心无所不知。"他的《四书集注》和《周易本义》都是中国传统社会儒生们参加科举应试的必读之书，他的学说对近代中国人的思想、行为，以及对中国社会国家体制的建设，都产生过深刻的影响。理学的社会积极性在于刺激了中国人寻求客观事物规律的欲望，活跃了中国人的思想，推动了学术争鸣，也促进了中医药学的发展。如宋元间中医主张应该根据不同的时间，选择不同的穴位治疗疾病，即子午流注针灸法，这可以说是开了时辰医学的先河。在儿科方面，发明了小儿手诊法，即通过察看小儿的指纹来帮助辨证。

另外，儒家所强调的"仁义、道德"观对中医药人员的医德培养也起着不可忽视的作用。

（三）中医药承载着道学

道学是中国的本土哲学，它对中国社会包括对中国科技和中医药都产生了全面的影响，闪烁着中国祖先们科学思想的光芒，充斥着中国人可歌可泣的求索精神、献身精神。

1.道学的形成与发展

中华民族是一个古老的农业民族，而从事农业活动的人对自然的依赖性，比其他任何职业的人都明显。即使是在现在，种田人对天也是非常依赖和恐惧，日常必看天行事。在中国古代文献中，"天"是自然的代表，所以中国古人以对天神的崇拜来代表对自然的崇拜。在长期的天神敬畏过程中，人们认为有一种不以人的意志为转移的，并能够主宰人类的非人格的力量存在于自然法则之中，并盲目地、勉强地把自然规律应用于人类社会，把人格伦理化和主观化的社会强加于自然。这种天道思想在中国形成于7000年前的河姆渡文化时期，后来经过老子发展成了道学或称为天道哲学。道学后来派生出了以黄帝和老子为旗帜的黄老道，而后者又促进了中国本土宗教——道教的形成。

道学是我国古代的主要哲学之一，人称道家。道家对中国哲学、文化、宗教思想以及我国历史上唯物主义和唯心主义的发展，都产生过深刻的影响，其中就包括中医药的发生与发展。历史上，不仅中国的本土宗教道教曾用道家的哲学思想来论证道教的神仙学，而且道家思想也被外来的佛教所利用，如在汉代和魏晋时期，人们也常常用其来解释佛经的内容。甚至中国的儒学，也曾对道家哲学的某些内容进行过继承和改造，如汉代的董仲舒在天道思想的基础上提出了"天人感应"学说。宋朝以后，由于理学的出现，中国的道学从主流社会逐渐消失，但在中医药中却继承至今。虽然道教在目前的中国文化中不占主导地位，但中国人喜欢清静和崇尚自然，仍然是道教人物的思想表现，那些有成就的中国人也多具有道士们的风骨。这可能是道教代表的是中国人的一种基本文化基因之缘故吧！而基因的表现是不受人们的主观意识所支配的，是在一个人不知不觉的过程中表达出来的。

2.道学的基本思想与中医药

中国的道学有三个基本思想。一是人应该顺从自然，"惟道是从"（《老子·第二十一章》），主张"弃知"和"绝学"，人应该放弃改造自然的欲望。二是天地万物虽然形态各异，但本原是相同的。所以老子以道作为世界的本原，提出"道生一，一生二，二生三，三生万物"的见解（《老子·第四十二章》）。《韩非子·解老》中也说："道者，万物之所然也，万理之所稽也。"虽然老子将"道"作为世界的本原，但道学却认为"道"不可闻、不可视、不可说。《庄子》中说："夫道，有情有信，无为无形；可传而不可受，可得而不可见；自本自根，未有天地，自古以固存；神鬼神帝，生天生地"，"道不可闻，闻而非也；道不可见，见而非也；道不可言，言而非也。知形形之不形乎，道不当

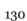

名。"三是强调人与自然关系和谐性的统一性。"天地与我并生，万物与我为一"（《庄子·齐物论》）。

从老子学说中分化出来的黄老学说是另一个道学派，该学派发挥了老子的"道"学思想，提出了精气学说。该学说认为精与气是同一个物质，而且是一种精微物质，天下万物都是由这种精微之气所产生的。气是世界的本原，即气一元论的唯物主义学说。《管子·内业篇》中说："精也者，气之精者也"，"一物能化谓之神，一事能变谓之智，化不易气，变不易智"。这种观点认为精、气、神是三位一体的，是不可分开的整体。但在《淮南子·原道训》中，黄老学派却把"道"看成是阴阳二气的统一体。

由于受到天道哲学的影响，中医便形成了"天人合一"的思想，并将自己的某些哲学思想归属于"道"的名义之下。如《黄帝内经》中说："阴阳者，天地之道也"，"上古之人，其知道者，法于阴阳"。如《老子》中的"损有余而补不足"的思想，也被中医所直接应用，改其名曰"补其不足，泻其有余"（《灵枢》）。在中医的众多名人中，有的是著名的道教人物，如葛洪是道教的官方创始人，孙思邈和陶弘景也都曾是很出名的道人。其中陶弘景是道教上清派核心人物，有弟子三千，连皇帝都是他的传人。

3.道学的可贵

在道学的旗帜下又派生出了一个玄学，它是老庄哲学的发展，是道学的极端，中医药的发展始终都摆脱不了它的影响。玄学突出了个体生命和人的精神的重要性，追求理想人格，在处理人与物的关系时，强调人是第一性的，这种思想是积极的。对人的肉体而言，应该用药物的作用去追求生命的永恒（长生不老）与返老还童；对人的精神而言，应该通过药物的作用使人的心情愉悦。这种不想来世和死后如何，只求今生今世能够快快乐乐的思想，具有积极的人生意义和价值，并对中医养生理论产生了深刻的影响。这种思想认为，人们只有通过奋斗和追求，通过执着地修炼和服食丹药，才能达到长生不老的目的。虽然形式荒诞、思想诡异、目的错误，但精神却难能可贵，甚至可以说是可歌可泣。中国道人的那种崇尚自然规律，探索自然，远离世俗社会，在深山老林中不畏艰险地炼丹，实在令人佩服。

由于在古代，人们受到取象比类思想的影响，认为石头类物质具有千年不变的特性，想象着"炼饵服之，轻身神仙"，并能够"千岁不变"地长生不老。于是炼丹术在中国得到了发展，为道教人物所热衷，这也为中医药的发展提供了许多药物，如药用雄黄、硝石、胆矾、升丹、汞剂等。历史上著名医家葛洪、陶弘景、孙思邈都曾热衷于炼丹。葛洪一生著书颇多，除《金匮药方》和《肘后备急方》外，还有《抱朴子》一书，其中内篇20篇，论及了采药炼丹、延年养生、修炼成仙的理论和方法，以及《神仙传》10卷。陶弘景不仅炼丹而且服丹，有炼丹专著《集金丹黄白方》1卷、《合丹药诸法式节度》1卷、《服云母诸石方》1卷和《太清玉石丹药要集》3卷。孙思邈曾在五台山炼丹，他的炼丹专著是《太清丹经要诀》，其中记载有30余种丹方。含有微量砒霜的"太一神精丹"可以治疗疟疾，这比英国人的发现要早1100多年。

（四）中医药承载着精气学说

与阴阳和五行哲学相比，精气哲学对中医药的影响可谓是至关重要，是中医的奠基石。没有这块奠基石，中医药的大厦便不可能拔地而起，雄踞东方几千年，我们可以从以下几个方面来说。

其一，关于组成人体之精。人类早期社会的灵魂观认为，人活着的时候灵魂存在于体内，而死亡则是由于灵魂从呼吸道逃离身体的结果。所以，古人视呼吸之气为灵魂的代表物，"人之吸吹出入之气为魂"（《周礼·大宗伯》）。与此同时，古人又认为万物都是有灵的，而气又是灵魂的代表物，因此万物皆有气。然而，古人又把尚未变成生命体的灵魂和气分别称为精灵和精气，于是《管子》提出了精气化生万物，或宇宙万物都是由气运动变化所产生的思想。还有"天地气合，万物自生"（《论衡》），"物生者，气聚也。物死者，气散也"（《二程粹言》卷二），"精气为物"（《周易》），"太虚不能无气，气不能不聚而为万物，万物不能不散而为太虚"（《正蒙·太和篇》）等。精气不仅是构成万物的基础，也是构成人体的精微物质，"精存自生，其外安荣，内脏以为泉源，浩然和平，以为气渊。渊之不涸，四肢乃固；泉之不竭，九窍遂通"。东汉时期杰出的思想家王充在其著作《论衡·气寿篇》中也说："人之禀气，或充实而坚强，或虚劣而软弱。充实坚强者，其年寿；虚劣软弱，失弃其身。"康有为在受到西方自然科学知识的影响后，把气说成是产生热、火、电的原因。

其二，关于组成人体之气。中医认为组成人体之气有两种：第一种是在胎儿时期受于父母双方的肾气而成的胚胎，以及在胚胎形成后又不断地从母体吸纳的水谷之气，而使胚胎生长发育，此即先天之气；第二种是后天之气，即人体脱离母体后，直接从食物中吸收水谷之气（营养）和从自然中吸收清气（主要是氧气）。先天和后天之气结合起来就构成了人体的真气，具有推动、固摄、营养、防御、气化等作用。中医又按照气的分布各部位和生理功能特点的不同，将人体之气分成元气、宗气、营气、卫气等几种。

其三，关于组成人体之神。古代中国人认为精气与神是同一类东西，神可以随气出入经络腧穴之中，"所言节者，神气之所游行出入也"（《灵枢》），并代表着我们今天所说的人的聪明、智慧、思维、意识等精神活动。例如，《素问·八正神明论篇》中说："神乎神，二而一也。耳不闻，听于无声也。目著明，心藏神，心窍开则志慧出而神明见。"《灵枢·本神》中说："盖神之为德，如光明爽朗，聪慧灵通之类皆是也。"而在《黄帝内经》中，神被概念成自然界物质运动的规律、人体的生理功能和精神意识。《素问》中说："神，在天为风，在地为木；在天为热，在地为火；在天为湿，在地为土；在天为燥，在地为金；在天为寒，在地为水。故在天为气，在地成形，形气相感，而化生万物矣。"

其四，关于精气哲学对中医药的影响。在精气哲学思想的影响下，中医则将精、气及由精血所生成的神视为构成人体、维持机体活动和决定人体盛衰的重要物质，而且精、气和精血是三位一体的。《素问》中说："夫精者，身之本也"；《类经》中说："人生系命于精"；《素问》中又说："人以天地之气生，四时之法成"，"天地合气，命之曰人"，"百病生于气也"。中医认为人之精可分为两种：一种是由饮食之物化生而成的水谷之精，该精输布营养五脏六腑，促进生长发育，故水谷之精又称为脏腑之精；另一种是指存在于男女肾精中具有生殖功能的物质，即生殖之精。所以中医之精包括水谷之精、脏腑之精、肾精和生殖之精等四种，其中肾精是指来自父母并充实于水谷之精，藏于肾脏。

（五）中医药承载着五行学说

五行最早见于《尚书·洪范》一书，它们是中国古代人日常生产和生活所不可缺少的基本物质，"天生五才，民并用之，缺一不可"（《左传》）。但另有学者认为，五行是对地球公转（产生春、夏、秋、冬和长夏）的描述。五行哲学中的五行不仅是平常所见的物质，也是构造万物的基本物质，尤其是五行中的土和水，如有诗云："土乃五行之母，水乃五行之源。无土不生，无水不长。"《国语·郑语》中提到："先王以土与金木水火杂，以成百物。"后来，通过长期的实践活动，中国的先人们逐渐地认识到了五行物质的特性以及它们之间的生克关系，并对这些特性和关系进行了延伸，企图用它们来说明整个物质世界的特性、存在和变化。而且为五行创造出了五个神，如木神句芒、火神祝融、土神后土、金神蓐收、水神玄冥。

从战国时期开始，五行学说就在中医学中得到了系统地发挥和应用。中医按照事物的不同属性，用由此及彼、由外及内、由简及繁、举一反三和联想、类推等来确定自己的工作思路，并以五行进行分析、综合、归类，如《素问》中所说"少而多，浅而博，可以言一而知百病之害也，以浅而知深，察近而知远"。在藏医药学中也有五行（也叫五大、五源）的说法，即土、水、火、风（气）、空（天）。这种类比推衍分析问题的方法，这种"闻一以知十"（《论语·公冶长》）地把握事物性质的方法，也是一种科学的思维方法，现在仍然有效。在五行哲学思想的指导下，中国古代人不是用西医的物质结构功能对物质进行分类，而是按照物质抽象和具体的状态功能特性对事物进行分类。例如，木具有曲直、舒展、升发的特性，所以古代人把具有同等性质的事物归属于木。

五行哲学的另一功能就是说明了事物之间的相生、相克运动的变化，并以此来保持事物之间的动态平衡与统一。例如，木生火，即木燃烧时产生了火；火生土，即火燃烧草木之后生成了灰（土）；土生金，即土里可以埋葬金石和宝藏；金生水，即金石熔化之后便变成了水，这是事物之间的相生。又如，金可以破木，木可以破土，土可以挡水，水可以灭火，火可以熔化金石，金又可以破木，这是事物之间的相克。中医则运用五行哲学认识脏腑，以及脏腑功能和各脏腑功能之间的相互依存和协调关系，并以此来指导疾病的诊断和治疗，其中治疗包括药物、针灸和精神疗法等。例如，中医认为肝属木、心属火、脾属土、肺属金、肾属水，并有"滋水涵木""补脾生金"之类的特别思维，即治疗此（彼）脏腑疾病可以通过五行思维，从彼（此）脏腑入手。

在人的精神和情志方面，中医以五行与五志相配，即木主怒、火主喜、土主思、金主悲、水主恐。并根据五行克生制化原则，提出了"恐胜喜"（即用水灭火）、"悲胜怒"（即用金破木）、"怒胜思"（即用木制土）、"喜胜忧"（忧与悲是同义词，即用火融金）（《素问》）的思想。这种思想对现代人调节情绪、保持心理健康也是很有意义的。现代科学的新理论，如系统论、控制论、协同论、全息论、突变论、耗散结构论等，都从相关的理论方面证明或显示了五行学说的正确性。在现代医学对蛋白质的结构研究中，人们发现蛋白质各亚基间的相互结合和作用形式，与五行公式中的多维变化也十分相似。

（六）中医药承载着阴阳学说

"阴阳"二字最早见于周宣王初年，周大臣虢文公曰："阴阳分布，震雷出滞"（《国语·周语上》）。笔者认为"阴阳"的概念应该是形成于母系社会，如果是形成于父系社会，则有可能被称为"阳阴"。

起初，阴阳是用于说明生殖现象。

中国先人们首先是用"阴阳"的概念来解释和说明男女性爱后的生育现象，男属阳、女属阴，这种阴阳结构的结合便出现了新生命。在母系社会女性是统治者，所以当时的男女结合就被认为是阴阳结合。原始社会，人类在繁殖后代或在男女结合方面，女性占有主动地位，男性只是被挑选的对象。在现在的动物界，许多雄性动物都有美丽的外表，其自然选择的目的是吸引雌性，所以在动物间的阴阳结合，主动权也是在雌性这一边。在还没有完全脱离动物界的原始人，男（雄）女（雌）间可能也有这种结合的"习俗"或"传统"，这就使人类的优良基因被保留下来，而那些基因有问题的男（雄）人（动物）们则失去了繁殖后代的机会。

在远古时代，那些被认为有问题的男人为了获取交配权，可能会采取某些非正常的手段，从而在人的潜意识中形成了一种影响至今且非常不正确的观念，即以貌取人。坏人都被认为是一些长相不好的人，在有些影视作品中坏人一眼就能够被看出来。另外，现在几乎所有民族的女性都特别害怕魔鬼和坏蛋从床底下窜出来，人们认为这可能是在远古时代，女人为了躲避男人（尤其长相不好的男人）的骚扰，夜晚被迫在树上睡觉，并且担心有人会从树下发起攻击，从而养成了对地上和来自底下的东西特别害怕的心理。

后来，阴阳具有哲学功能。

当人们的知识丰富了之后，逐渐开始用"阴阳"来认识和解释自然。在《周易》中，阴阳主要是被用来说明"变化之道"，尤其是以老庄为代表的道教文化，把阴阳从一个一般的概念演变成了一个哲学概念，一个在中国被看成是至高无上的概念，阴阳成了宇宙万物赖以存在的形式。如《管子》中说："阴阳者，天地之大理也"；《周易》中说："一阴一阳之谓道"；《黄帝内经》中说："阴阳者，天地之道也，万物之纲纪，变化之父母，生杀之本始，神明之府也，治病必求于本。"阴阳哲学观认为，世界的物质包括人都是在阴阳二气的相互作用下发展变化而来的，是阴阳二气对立统一的结果。"人生有形，不离阴阳"（《素问》），"天地与人，不外阴阳二气"（《医原》）。除此之外，中国古人也用阴阳来解释某些具体的自然现象，最早可能是在公元前8世纪，西周末期伯阳父用阴阳来解释地震现象，他认为地震是由于"阳伏而不能出，阴迫而不能烝"所引起的。

现代人认为，阴阳哲学集唯物论和辩证法为一体，它说明了事物的对立、统一和转化关系：所谓对立关系，说明了两种对立事物，或一种事物内部不可穷尽的对立面的矛盾斗争关系；所谓统一关系，说明了对立事物之间相互依存、协调的和平关系；所谓转化关系，说明了对立事物的此消彼长或此增彼减的量变关系，以及对立双方在一定条件下相互转换的质变关系，即"阳至而阴，阴至而阳"（《国语·越语》）和"阳生于阴，阴生于阳"。丹麦原子物理学家玻尔（1885—1962年，1922年获诺贝尔物理学奖）在1937年访问中国时，看到八卦太极图后感到非常惊讶，他认为阴阳学说与量子力学中的互补原理有着深刻的一致性；现代人在对大分子物质核酸的研究过程中，发现核酸中存在着与易学阴阳六十四卦相吻合的64个密码子。

笔者认为，阴阳是一种因果循环哲学：即由此事物转变成彼事物，再由彼事物变成另一个彼事物或此事物；由好事物转变成坏事物，再由坏事物变成另一个坏事物或好事物。在事物的这种转化过程中，其中对立是根本，统一是方式，转化是目的。促使事物的这种转变是由事物内部所固有的或外部所构成的对立（矛盾）推动的，所以对立是事物变化的根本，"一阴一阳之谓道"。然而，如果没有用统一的方式来实现事物的转变，则这种事物的转变将是破坏性的而不是建设性的。所以，一事物向他事物或多事物的转化必须要强调统一性，要有大视野和全方位，即阴阳统一观。由于对立是为了促进事物发生变化，统一则是为了保证事物在最优状态下发生变化，所以最优转化才是阴阳哲学观的目的。没有阴阳的对立、统一和转化，便没有世界和万物包括人这个物种。

现在，阴阳成了中医药的命脉。

中医成功地利用了阴阳哲学来说明正常人体组织结构和生理活动、病态时人体的病理变化以及疾病的诊断和治疗。例如，《素问》中说："善诊者，察色按脉，先别阴阳"，"阴胜则阳病，阳胜则阴病"，"阳虚则外寒，阴虚则内热"，"阳盛则外热，阴盛则内寒。"又如，在八纲辨证中，中医把里证、寒证、虚证称为阴证，把表证、热证、实证称为阳证，并使阴阳位于八纲辨证（阴阳、表里、寒热、虚实）之首。另外，关于中药的药性，中医也用阴阳来归属，如药性的寒、凉属阴，温、热属阳；药味辛、甘、淡属阳，酸、苦、咸属阴；药物的升、浮性属阳，降、沉性属阴。

中医药的以上观点说明了生命的过程是一个人体阴阳对立双方在不断矛盾运动，又在不断取得平衡的过程。"生之本，本于阴阳"。在中医看来，患病是由于人体阴阳平衡失调所引起的，衰老是由于人体阴阳同衰所引起的，死亡则是由于人体阴阳离决所引起的。而治疗疾病的药物作用过程，则是一个调整阴阳平衡的过程，使机体重新恢复到"阴平阳秘"的状态，以达到"精神乃治"的目的。按照中医衰老是阴阳同衰的结果认识，那么以调整阴阳为目的的中药是无法对抗阴阳同衰时的衰老现象的，这是因为从整体上看，衰老虽然是人的阴阳处于低功能状态，但这时阴阳之间仍然是一个平衡态，只不过是在低水平下的平衡。以调整阴阳见长的中药，应该只对那种阴阳中的一方尚处于正常水平，而另一方则由于各种原因导致其功能的增强或减弱时所引起的阴阳平衡失调的状态，能够发挥调整作用。至于阴阳离决所引起的死亡，以调节阴阳为目的的中药就更是无法发挥作用了，因为此时的阴阳不再在一个系统内。因此，从中医的阴阳哲学上讲，中药对阴阳同衰引起的衰老现象，以及对阴阳离别时引起的死亡现象，都是无能为力的。

二、搞好师承教育，为培养继承型高级中医人才而奋斗

2002年年底受卫生部和河南省卫生厅、河南省中医管理局之命，张老担任了师承教育工作。自接受了该项任务之后，张老深感责任重大，心想自己知识浅薄，经验有限，若带不好学生，对不起弟子，更无法向党和政府交代。于是，张老便更加奋发向上，积极学习，再读古今名家经典，认真做好经验总结，在临床

工作中按照孙思邈《大医精诚》"省病诊疾，至意深心，详察形候，纤毫勿失"的要求去做，以实际行动做出表率。张老把每个学生都看作前进的标杆，是助推器、充电器、加油站。他们是未来的希望，所以特别喜欢他们，愿意带他们、教他们。张老有一个终身许诺，那就是"当蜡烛，作人梯，教书育人尽全力"。说到做到，决无戏言。几十年来张老一直也是这么做的。作为一个老师，职责就是"传道、授业、解惑"，张老也毫不例外。

医者仁术，更应懂"道"、用"道"。

唐代孙思邈说："人命至重，有贵千金，一方济之，德逾于此。"宋代《省心录·论医》说："无恒德者，不可以作医。"南宋时的医家在《医工论》中提出："凡为医之道，必先正己，然后正物。正己者，谓能明理以尽术也；正物者，谓能用药以对病也。如此，然后事必济而功必着矣。"又说："凡为医者，性存温雅，志必谦恭，动须礼节，举乃和柔，无自妄尊，不可矫饰。"这些都是医生应具备的道德。中华人民共和国成立之后，党和政府对医生提出了更高的要求，"救死扶伤，治病救人"，"全心全意为人民服务"。这就是说要先做人、后做医，具备了高尚的道德，然后才能用高超的医术为人民的健康服务。所以张老带领弟子（学生）们一起随时注意学习党和国家的各项大政方针、法规、法令，明亮眼睛，清醒头脑，与时俱进。

所谓"授业"，作为医学专业，也就是要向弟子（学生）们传播医学理论和诊治疾病的技能。要求学生更要求自己多读书、读好书，多实践、勤实践，像医圣张仲景那样"勤求古训，博采众方，留神医药，精研方术"，像药王孙思邈那样"博极医源，精勤不倦，不得道听途说而言医道已了"。同时，读书要抓住重点，像李时珍那样"博而不繁，详而有要，综核究竟，直窥渊海"。清代医家喻昌说得好，"医之为道，非精不能明其理，非博不能至其约"。

书是人类进步的阶梯、知识的宝库。所以，要经常提醒学生、教育弟子"有关国家书常读，无益身心事莫为"（徐特立）。博览古今经典，精读中西名著，吸纳百家之长，学贯中西精华。天天读不怕书万卷，日日行不怕数千里，只要功夫深，铁杵磨成绣花针。

为了鼓励学生多读书、读好书，张老亲自跑到新华书店，购买了经典名著《黄帝内经》赠予弟子，让他们一读、再读、精读。以精湛的医学理论来指导医疗实践工作。读书重要，实践也重要，而且是更重要。实践是检验真理的唯一标准，光有理论没有实践，没有真本事、没有熟练的医术是看不好病的。

俗话说得好，"熟读王叔和，不如临症多"。只有多看、多做、多练，百之、千之、万之，反复操作，反复琢磨，才能熟生巧、巧生仙。有了精湛的医术，才能治病救人，济世为民。

"医学贵精，不精则害人匪细。"（清代陈梦雷等《古今图书集成·医部全录》）

"至重惟人命，最难却是医。病源须洞察，药饵要详施。当奏万全效，莫趁十年时。死生关系大，惟有上天知"（明代龚信）。所以，张老带领学生（弟子），多临床、多练功、多操作，力争医术更熟练、更精巧，以高尚的医德、高超的医术报效祖国和人民。

所谓 "解惑"就是解难答疑。知识浩如烟海，疑难多多，问题多多，"不问一个为什么，什么东西也学不到""逢事问是科学的钥匙"。孔子教导人们说："学而不厌，诲人不倦"，" 敏而好学，不耻下问"。有些问题，自己明白，就即时向学生解答；有些问题自己不明白或不甚明白，也不要碍于面子而胡答乱说，误人子弟。要"知之为知之，不知为不知"，不要强不知以为知。要再向书本学习，向他人学习，向社会学习，向实践学习，与弟子（学生）们一同讨论学习，把问题弄明白。

为了做好此项工作，张老制定了"一三六师承教学法"（即一订三查六讲法）。

一订——制订学习计划，包括：①跟师时间计划；②读书学习计划；③经验总结计划；④科研论文计划；⑤著书立说计划……

三查——①周查笔录；②月查小记；③年查总结。

六讲——①跟师临床随时讲；②常见疾病经常讲；③典型病历集中讲；④经方新术详细讲；⑤疑难重病会诊讲；⑥单病抓纲精要讲。

"师者，人之模范也"，正人先正己，己不正则不能正人。凡要求学生（弟子）们做到的事，自己必须首先做到。为此，张老始终严格要求自己，处处表率，勤奋攻读，反复阅读古今经典名著，吸纳百家之长，认真总结经验，以便更好地在临床推广应用，指导教学及带教进修生、实习生及师承亲传弟子。

莫道夕阳晚，红霞尚满天。张老愿将余热献人民，为搞好师承教育、为培养继承型高级中医人才而努力奋斗。

三、细问详查重四诊

张老经常教导我们，患者是最好的老师，每一种疾病的发生、发展和预后，如果能跟患者做到有效的沟通，患者都会教给我们许多东西。望闻问切，是医者的眼睛，借此我们可以发现和认识患者的各种症状、体征，准确、全面地收集临床一线资料。《医宗金鉴·四诊心法要诀》中的"望以目察，闻以耳占，问以言审，切以指参"四诊，对于医者而言起着举足轻重的作用。

1.问诊

细问详查重四诊，之所以突出一个"问"字，是因为张老认为，它在四诊中的地位尤为重要。

张老告诫我们，疾病的发生、发展、变化的过程及治疗经过，患者的既往史、个人史、家族史等情况，只有通过问诊才能获得。这些与疾病有关的临床资料，是医生分析病情、进行便证的可靠依据。重温经典，《黄帝内经》中早已记载了许多问诊的具体内容，如《素问·三部九候论篇》说："必审问其所始病，与今之所方病，而后各切循其脉。"《素问·疏五过论篇》又说："凡欲诊病者，必问饮食居处。"诚如《素问·征四失论篇》所说："诊病不问其始，忧患饮食之失节，起居之过度，或伤于毒，不先言此，卒持寸口，何病能中。"亦即说，在诊查疾病时，应首先询问患者的起病诱因及开始情况等，如果不询问明白，仓促诊脉，要想做出正确的诊断，是很困难的。明代张景岳以问诊为"诊病之要领，临证之首务"。清代医家赵晴初在《存存斋医话稿续集》中也曾说："脉居四诊之末，望、闻、问贵焉。其中一问字，尤为辨证之要。"问诊，在长期的医疗实践中不断得到补充并逐渐完善。问诊的内容主要包括一般情况、主诉、现病史、既往史、个人生活史、家族史等，张老首推张景岳的《景岳全书·十问篇》："一问寒热二问汗，三问头身四问便，五问饮食六问胸，七聋八渴俱当辩，九因脉色察阴阳，十从气味章神见。见定虽然事不难，也须明哲毋招怨"。

2.望诊

张老认为，人是一个有机的整体，《灵枢·本脏》说："视其外应，以知其内脏，则知所病矣。"人体的外部，特别是面部、舌体等，可以反映体内脏腑的生理变化。正所谓局部的病变可以影响到全身，而体内的气血、脏腑、经络等的病理变化，必然会在其体表相应的部位反映出来。

《医门法律·明望色之法》曰："凡诊病不知察色之要，如舟子不识风汛，动罹复溺，鲁莽粗疏，医之过也。"因此，医者应在诊病时充分利用望诊，并在生活中注意培养敏锐的洞察力，通过诊断知识的学习和实践，使个人的望诊技术日趋成熟。从经典到临床，望诊在肛肠科具有相当重要的作用，主要体现在注意观察肛门部有无红肿、痔疮、裂口、瘘管、脱垂及其他病变。望患者的排泄物，如大便、小便等，当脏腑有病时，往往伴随着相应的形、色、质、量的异常改变。一般规律是"凡色白、质稀者，多属虚证、寒证；凡色黄、质稠者，多属实证、热证。"通过望诊，我们可以迅速获得有效的临床资料，以了解患者病情的发展变化、术后创面的恢复情况、判断预后，从而为患者做出准确的诊断和治疗。

3.脉诊

脉诊理论性极强，操作要求极为细致。《黄帝内经》记载了"三部九候"等脉法；《难经》弘扬"独取寸口"候脉言病。东汉张仲景确立了"平脉辨证"的原则。张老经常告诫弟子，脉诊需依靠医者手指的灵敏触觉加以体验而识别，学习脉诊，首先须通晓脉学的基本知识和基本技能，反复训练，仔细体会，方可逐步识别各种脉象，从而有效应用于临床。

张老在临床上应用最多的是"寸口诊法"。正如《难经·十八难》所说："上部法天，主胸以上至头之有疾也；中部法人，主膈以下至脐之有疾也；下部法地，主脐以下至足之有疾也。"张老认为在肛肠科临床实践中运用"寸口诊法"，特别是对于肠炎泄泻患者，能有效捕捉体内脏腑的病情变化，从而指导临床用药。《医学集成·脉义总论》载："脉者血气之神，邪正之鉴也。有诸内必形诸外，故血气盛者脉必盛，血气衰者脉必衰。无病者脉必正，有病者脉必乖。"通过脉诊，可以了解气血的虚实、阴阳的盛衰、脏腑功能的强弱，从而为临床治疗指出方向。

4.闻诊

闻诊为"四诊"方法之一，之所以将其放置最后，并不是因为它不重要。临床查病，四诊合参，方可进行有效的判断。东汉张仲景在《伤寒论》和《金匮要略》中以患者的语言、咳嗽、喘息、呕吐、呃逆、肠鸣、呻吟等作为闻诊的主要内容。后世医家又将病体气味等列入闻诊范围，正如清代王秉衡所说："闻字虽从耳，但四诊之闻，不专主于听声也。"在肛肠科，患者的呕吐、呃逆、嗳气、肠鸣，皆可通过闻诊获得，从而为临床治疗提供参考。

《难经·六十一难》曰："望而知之谓之神，闻而知之谓之圣，问而知之谓之工，切脉而知之谓之巧。"因此张老告诫我们，临床应用四诊，不必拘泥于"望、闻、问、切"或"问、望、闻、切"的固定顺序，而是要四诊互用，四诊合参，从而为疾病的治疗和用药提供有效的临床诊断依据。

四、综合相参当上工

《灵枢·邪气脏腑病形》篇曰："故善调尺者，不待于寸；善调脉者，不待于色。能参合而行之者，可以为上工，上工十全九。行二者，为中工，中工十全七。行一者，为下工，下工十全六。"《难经·十三难》亦有："经言知一为下工，知二为中工，知三为上工。"古代根据医疗水平高低把医生大体上划分为上工、中工和下工三类。

何为"上工"？张老认为对于上工的理解有以下几个方面：①在疾病的诊断上，能做到多诊合参而且诊断准确、知识全面者。如《灵枢·邪气脏腑病形篇》曰："故善调尺者，不待于寸；善调脉者，不待于色。能参合而行之者，可以为上工。"②疾病的治愈率高之医者。如《灵枢·邪气脏腑病形篇》："上工十全九。行二者，为中工，中工十全七。行一者，为下工，下工十全六。"《难经·十三难》："上工者十全九，中工者十全七，下工者十全六。"③必须会治未病，即"上工治未病"。如《灵枢·逆顺》："上工，刺其未生者也；其次，刺其未盛者也；其次，刺其已衰者也。下工，刺其方袭者也；与其形之盛者也；与其病之与脉相逆者也。故曰：方其盛也，勿敢毁伤；刺其已衰，势必大昌。故曰：上工治未病，不治已病，此之谓也。"《难经·七十七难》："经言，上工治未病，中工治已病，者，何谓也？然：所谓治未病者，见肝之病，则知肝当传之于脾，故先实其脾气，无令得受肝之邪，故曰治未病焉。中工者，见肝之病，不晓相传，但一心治肝，故曰治已病也。"④必须会诊治疾病"已衰"者，即病势已渐退去的状态。如《灵枢·逆顺》："上工……其次，刺其已衰者也。……刺其已衰，势必大昌。故曰：上工治未病，不治已病，此之谓也。"马莳《灵枢注证发微》曰:"邪气甚盛,发为甚寒、甚热之际,不可轻刺,正以病势与脉气相逆。然则用药者,亦当先用药于寒热未至之先,不分外感内伤之寒热,皆当如此。若邪气方盛而用药,则寒药反助其寒,热药反助其热,不能解病,而适以增病矣。医者不可不知也。惜乎东垣、丹溪诸君皆未言此……愚用药,必于邪已衰未盛之时,每获效为甚速云。"

如何才能成为一名"上工"呢?张老认为中医"上工"必须是精于望、闻、问、切的大家。"望而知之为神,闻而知之为圣,问而知之为贤为巧,切而知之为上工"。望、闻、问、切含有看、观、辨、透的深意,一个能求内证的高明的中医,当他面对患者时,一望就能知道对方是否有病、病在哪个阶段,以及是否形成器质性病变,这便是具有了上工的本领,看形体而观内在、辨气血而知阴阳、透脏腑而通经络。历史上,很多中医大家都具备这种能力。扁鹊观齐桓公,一望就知病尚在皮肤上,而在皮肤上治疗,当然就省劲了。闻其声而了解对方的身体状况也有许多例子。就切脉而言,何为切?切包含了进入的意思,不单单是把手指搭在脉上,而是进入气机。一个真正的上工切脉有三点,其一,首先自己能松静调息,用其长期修持而生成的真气,从食指、中指、无名指切入患者的寸、关、尺,循环而过,气运探寻患者的阴阳,查脏腑阴平阳秘,辨识气血运行是否畅通。其二是凝神守一,根据患者脉气的阴阳查看病因病症。其三是集于三指,根据指尖、指肚的轻微反应来辨证、辨经、辨病。望、闻、问、切是中医辨证论治的基础和主要医术。中医"上工"完成了望、闻、问、切的诊断后,在辨证施治的开方中不仅仅是下药,开方包含着开出季候、地域、服药时辰、引经药等。在什么季节患病,所处南方还是北方,根据药的君、臣、佐、使、寒、热、温、凉、升、降、浮、沉而在剂量上把握,而且不同的病症服药的时辰也不同。

中医"上工"要易医相通。中医里最重要、最核心的医理是阴阳。《素问·阴阳应象大论篇》的开篇即说:"阴阳者,天地之道也,万物之纲纪,变化之父母,生杀之本始,神明之府也。治病必求于本。"周易主要也是讲阴阳变化,所以,易医相通。"治病必求于本",这个本即是本于阴阳。中医治病,主要考虑宏观的人体阴平阳秘的状态,因此,治病在于调整阴阳。人天是相应的,天人是合一的,作为宇宙、自然界中的生命个体,人体本身和宇宙、自然界中的阴阳五行紧密相关,相互感应。人体对自然环境所构成的有质有形、有质无形的各种场辐射是有感应的。作为一个中医上工,需要懂得自然环境阴阳五行场与人体的关系。《素问·四气调神大论篇》曰："故阴阳四时者，万物之终始也，死生之本也；逆之则灾害生，从则苛疾不起，是谓得道。"《易·系辞》也讲"一阴一阳之谓道"，阴阳是最大的也是最主要的最终的归纳。中医"上工"一切从阴阳入手，一切从阴阳结束。而其中始终贯穿运行的便是五行的生、克、制、化、合。五行中木、火、土、金、水是广义的，而每行中也是含有阴阳的。例如，火对应人体五脏中之心脏，但火有相火、君火、神火、邪火、虚火、实火、上火、下火等，而心脏中这个心，却不是狭义的脏器，这个心是神明，是道器合一。所以明心、养心、静心都是为了追求观性、追求本质，以达养生。

因此，中医"上工"的含义是非常深刻的，而要成为一名合格的"上工"是需要多方面因素与能力综合而来的，只有做到综合相参才能成为一名优秀的"上工"。

五、重视脏腑固本元

"固本元"通俗地讲即是固本培元。本元乃一身之根本、之元气，本元不亏长命百岁，只有固本培元才能提升人体正气，发挥自身潜能，祛除病邪。想要固本培元就要调和脏腑，重视脏腑之间的协同功能。因为人体是一个有机整体，只有重视脏腑才能固本培元。

在临床实践过程中，张老时刻提醒我们五脏六腑是人体精气的根本，它们是一个有机整体，而每个脏器之间又都存在着密切的联系，它们相互配合，保持身体各方面的正常运行。

祖国医学认为，肾藏精、主纳气、主骨生髓通脑。《医学入门·脏腑》曰："肾有二枚……纳气，收血，化精，为封藏之本。"《素问·上古天真论篇》曰："女子七岁，肾气盛，齿更发长；二七，而天癸至，任脉通，太冲脉盛，月事以时下……七七，任脉虚，太冲脉衰少，天癸竭，地道不通，故形坏而无子也。丈夫八岁，肾气实，发长齿更；二八，肾气盛，天癸至，精气溢泻……七八，肝气衰，筋不能动，天癸竭，精少，肾藏衰，形体皆极；八八，则齿发去。"清代何梦瑶《医碥·杂症·气》云："气根于肾，亦归于肾，故曰肾纳气，其息深深。肺司呼吸，气之出入，于是乎主之。且气上升，至肺而极，升极则降，由肺而降，故曰肺为气主。"肾与肺、脾、膀胱等脏腑共同调节水液代谢，为一身之根本。张老说，阴精从五脏六腑升发出来又收藏进去，具体是从肾升发出去的，因为肾藏五脏之精气。治病不能一味地治标，有的人气血津液升发不出去，身体骨节筋骨疼痛、肌肉酸困、但欲寐、不欲饮食等，用针灸或艾灸或中药虽然能带动气血津液升发出来，人体会感觉很舒服，所有不舒服看似都好了，但是过后人体会更加亏虚，就像阳痿的人吃壮阳药一样。真正的医家是顺其自然，治病一定要顾及根本，根本就是五脏六腑的气血津液。没有了根本哪来的升降出入，就像车没了油，早晚要停下来一样。

脾乃后天之本，位居中焦，与胃相表里。主肌肉、四肢，开窍于口，其华在唇，外应于腹。脾主运化，《素问·经脉别论篇》云："饮入于胃，游溢精气，上输于脾。脾气散精，上归于肺，通调水道，下输膀胱。水精四布，五经并行，合于四时五脏阴阳，揆度以为常也。"《诸病源候论》云："胃为水谷之海，主受盛饮食也，脾气磨而消之，则能食。"《素问·至真要大论篇》曰："诸湿肿满，皆属于脾。"以上皆是强调了脾在水液代谢过程中的重要作用。脾一旦失其运化，必然影响食物的消化和水谷精微的吸收从而出现腹胀、便溏，以至倦怠、消瘦等精气血生化不足的病变。脾能统血，《灵枢·本神》云："脾藏营。"王肯堂《女科证治准绳》云："脾为生化之源，统诸经之血。"脾统血的作用是通过气摄血来实现的。若脾失健运，气虚不能摄血，则出现皮下出血、便血、尿血、崩漏等。张老在临床中经常提醒我们，脾为后天之本，想要强身健体、延年益寿就要加强对脾的保护和调养。在生理上，脾和肾是相互资助、相互促进的，它们的病变也常常相互影响。因此，很多时候开方立药都要注重对脾、肾的双重补充。

心与小肠、脉、面、舌等构成心系统。心在五行属火，为阳中之阳脏，主血脉，藏神志，为五脏六腑之大主、生命之主宰。中医学把精神意识、思维活动归属于心，故有神明之心的说法。正如李梴《医学入门·脏腑》所说："有血肉之心，形如未开莲花，居肺下肝上是也。有神明之心……主宰万事万物，虚灵不昧者是也。""人心动，则血行于诸经……是心主血也。"由此可见，心脏、脉和血液所构成的这个相对独立系统的生理功能，都属于心所主，都有赖于心脏的正常搏动。心又与小肠相表里，正如张老所说，心与小肠通过经络的联系，构成表里关系。如心火过旺，可见舌红痛、口腔糜烂、发生溃疡、小便短赤，甚至出现血尿。因此，我们在辨证用药时一定要注意脏与腑的相互联系，切不可单一用药。

《素问·六节脏象论篇》称肝为"罢极之本"。《素问·灵兰秘典论篇》又云："肝者，将军之官，谋虑出焉。"《素问·调经论篇》等明确提出"肝藏血"，一直为后世医家所遵从。《素问·五常政大论篇》云："发生之纪，是谓启陈。土疏泄，苍气达。"涉及"疏泄"一词，本义为岁木太过，木气达土，土得木气之宣畅而疏通。元朝朱丹溪在《格致余论》中提出"主闭藏者肾也，司疏泄者肝也"，认为与肾主闭藏相对而言，肝有疏泄精液的作用，首次将疏泄作为肝的功能论述。清代叶天士《临证指南医案》则提出"女子以肝为先天"之说。肝在五行属木，为阴中之阳，通于春气；在体合筋，开窍于目，其华在爪，在液为泪；肝藏魂，在志为怒。肝与胆互为表里并且肝胆相连，发病时常互相影响，所以治疗时也应同步治疗。

肺的实体位于胸腔，左右各一。由于肺在诸脏腑中的位置最高，故《灵枢·九针论》中称"肺者，五脏六腑之盖也"。《华氏中藏经》称之为"华盖"。肺主气，朝百脉，主皮毛，开窍于鼻。《素问·五脏生成篇》曰："诸气者，皆属于肺。"《素问·六节脏象论》云："肺者，气之本。"肺与大肠相表里，肺气降，则大肠功能正常、大便通畅，若大肠不通，也会影响肺气。所以临床中张老一直告诫我们，治疗便秘等疾病，不能一味地调理大肠，立方用药可兼治肺，从而使肺气降，大肠传输正常，从而达到药到病除的目的。

张老经常教导我们要重视脏腑固本元，"固本元"，即固先天、后天之本。中医认为，肾为先天之本、五脏之首，主导和调控人体的生长、发育和生殖，并通过五行相生相克来影响内分泌、代谢、呼吸、血液、循环、消化、泌尿等系统和器官的功能，是生命生化之源；脾胃为后天之本，消化吸收水谷精微供给身体必需的营养精华，是气血生化之源。因此，生命之源的"肾"和气血之源的"脾胃"共同被认为是生命的根本。"固本元"，就是通过对先天之本"肾"和后天之本"脾胃"进行保养和调理，加强和培固生命的根本，并通过肾及内分泌系统的调控作用，改善新陈代谢，全面提高身体各组织器官的功能，使细胞活化、器官年轻、生命充满活力。这里的"固"尤为重要。所以在临床中我们一定要认真辨证，做到细心再细心。在工作之余也一定要多加研习经典，这样才能把中医药发扬光大，真正成为一个治病救人、服务大众的良医。

六、调理阴阳重在和

张老认为，阴阳的相对平衡维持着人体正常的生命活动过程，阴阳失调是对人体各种功能、器质性病变的病理概括，被认为是疾病发生、发展变化的内在依据。因而，调理阴阳是临床上治疗疾病的一条基本原则。通过药物或其他方法，调整人体阴阳的偏盛或偏衰，使二者协调和合，恢复其相对平衡的状态。诸如寒热温清、虚实补泻、解表攻里以及调和营卫、调理气血等方法。回顾经典，在我国古代养生中，亦是十分重视调理阴阳这条原则，因为这可以说是一切养生内容的一条总的原则。所以《素问·阴阳应象大论篇》曰："阴阳者，天地之道也，万物之纲纪，变化之父母，生杀之本始，神明之府也。"这就是说，阴阳是指导天地间万物、一切变化现象的总纲。因此，我们一定要重视调理阴阳之间的平衡，从而使生命处于和谐状态。

阴阳失调的病理变化，可概括为阴阳偏衰、阴阳偏盛、阴阳互损、阴阳格拒、阴阳亡失和阴阳转化六个方面。因而调整阴阳的治则也主要包括损其有余、补其不足和损益兼用这三个方面。具体的运用，则是针对上述六个方面的病理变化而确立并实施与之相宜的治疗方法。

从治疗角度来看，张老说，纠正疾病过程中机体阴阳的偏盛偏衰，损其有余、补其不足，即可恢复人体阴阳的相对平衡。一方面，损其有余，适用于人体阴阳中任何一方偏盛有余的实证。阳偏盛的同时，每易消灼阴气，此时须在清热的同时，配以滋阴之品。阴寒偏盛，每易损耗阳气，此时在散寒的同时，配以扶阳之品，此即为祛邪为主兼以扶正之法。另一方面，补其不足，适用于人体阴阳中任何一方虚损不足的病证。需指出的是，基于阴阳互根、相互转化的原理，对于阴阳偏衰的虚热、虚寒证，补阳时适当佐以补阴药谓之阴中求阳，补阴时适当佐以补阳药谓之阳中求阴。正如明代张景岳所说："善补阳者，必于阴中求阳，则阳得阴助而生化无穷；善补阴者，必于阳中求阴，则阴得阳升而泉源不竭。"张老常常强调调整阴阳，不可拘于表象的虚实寒热，要在中医整体辨证的基础上找出导致阴阳失衡的根本原因。通脉四逆汤证，是典型的真热假寒、真寒假热的阴阳格拒证。阴寒热有真假，虚实亦须明辨。阳气偏亢的热证，可以由阴虚不足以制阳而致，治疗的重点不在损有余之阳，而在补不足之阴。反之，阴气偏盛的寒证，可以由阳气不足以制阴而致，治疗当以温补不足之阳为主。此即为"壮水之主，以制阳光""益火之源，以消阴翳"。这点在临床选方用药中尤其关键。

《素问·至真要大论篇》提出："谨察阴阳所在而调之，以平为期"，指出需根据正邪的盛衰，斟酌阴阳之虚实，用相应的方法调整人体机能以达到平和、协调、稳定的状态。此之"平"代表了阴阳的平衡，也就是我们临证诊疗所要求的"度"。如祛邪不可伤正：扶正，可助正气祛除病邪，即所谓"正胜邪自去"；祛邪，可防止邪气对正气的侵害，即所谓"邪去正自安"。《伤寒论》主论外感病，六经病皆以祛邪为务。三阳病运用汗、吐、下、清、消诸法祛邪，以因势利导为原则，最大限度地避免祛邪的过程中伤及正气。三阴病正气亏虚，治以扶阳益阴为法，其目的亦在于助正气祛邪。即调整阴或阳的偏盛时，应注意有没有相应的阳或阴偏衰的情况存在，若已引起相对一方偏衰时，则当兼顾其不足配合以扶阳或益阴之法。补其偏衰：对阴或阳的一方虚损不足的病证，临床采用补其不足的方法进行治疗。如阴虚阳亢的虚热证，因其阳亢是由阴虚所致，故应以滋阴的方法治疗，阴液充足，在调整阴或阳的偏盛时，亢阳自平，即所谓滋阴潜阳。若阳虚不能制阴而致阴寒偏盛，则应补其阳虚以制其阴寒，则阳气自复。如属阴阳两虚，则当阴阳双补。因为阴阳是互根互用的，故阴阳的偏衰又可互相影响，因此，在治疗偏衰的病证时，则阴阳自和，还应注意在补阴时适当配用补阳药，补阳时适当配用补阴药，用苦寒药物以清泄其阳热。

在临床中，张老经常教导我们，调整阴阳，需要透过表象判断阴阳失衡的根本原因，灵活把握扶正祛邪、补虚泻实的尺度。所谓寒因寒用、热因热用、塞因塞用的反治法，不悖于"治病求本"的基本原则。目的总是在扶正祛邪的前提下，使人体阴阳达到平衡一致。"阴阳偏胜则病，阴阳孤绝则死"，所谓"扶正祛邪，治在权衡"是要求我们从整体观出发，阴阳和调，才能健康无病。所以在临床中，阴阳的"和"尤为关键。

七、勿甚奢泰防经病

《素问·生气通天论篇》曰："因而饱食，筋脉横解，肠澼为痔。因而大饮，则气逆。"说明饮食过量，胃伤不能及时腐熟水谷，脾伤不能运化精微，则导致筋脉纵弛不收，或下利脓血痢疾等病；过多饮水或酒，导致水逆证，酒挟风邪，引起气逆喘急之证。随着时代的发展，人类的疾病谱也发生着改变。现代社会人类得病更多是由于人对自然界的过度索取，导致自然界生态平衡的破坏，进而导致人类疾病丛生。而且当代社会由精神因素引起的心身疾患已是人类社会普遍存在的多发病和流行病，已经成为人民健康和生命的主要威胁。注重让形体健壮、身材健美，是现代人所关注的方向，而在中医养生观看来，只注重形体而不关注精神，是舍本求末之法。

《黄帝内经》也提到王公贵族，他们高高在上，养尊处优，饮食不调，容易导致消渴、中风、痈疽之类疾病。《素问·奇病论篇》曰："肥者令人内热，甘者令人中满"，《素问·生气通天论篇》曰："高粱之变，足生大丁，受如持虚"，说明过食肥甘厚味，往往会阻碍气机，壅滞脾胃，化生内热。受中国传统文化的影响，国人素有"尚补"之俗，随着经济的发展，优裕的生活使人们有精力言补，有能力进补。然而补药和各种保健食品以温热、滋腻之品为主，现代常用食补一般也没有注意其配伍，温阳益气者助热，滋阴养血者生湿。补法的运用实际否认了中医的基本特色，否认了辨证论治。在饮食保健方面，儒家遵循的过时而"不食"、过量而"不食"的节制饮食的观点也影响到了《黄帝内经》的养生观。《论语·乡党》中"肉虽多，不使胜食气，唯酒无量，不及乱"，以及"不多食"等，与《素问》"食饮有节"（《上古天真论篇》）、"饮食自倍，肠胃乃伤"（《痹论篇》)是一致的。《灵枢·师传》说："食饮者，热无灼灼，寒无沧沧。寒温中适，故气将持，乃不致邪僻也。"指出饮食不可过热，也不可过凉，寒温适中，脾胃之气就可保持平衡而无偏盛偏衰之弊，邪气无从发生。过食寒凉、嗜食生冷，则会损伤脾阳，气机升降失调，还可影响到脾胃的受纳及运化功能。

追求健康、摆脱疾病是人们生活的美好愿望，随着人类社会的发展，这种欲望愈来愈强烈。张老时常教导我们，健康亦不再仅仅指躯体的无病与虚弱状态，而是包括躯体、心理和社会的和谐状态，这种和谐完美的状态就是发育匀称、功能健全、精力充沛、情绪稳定。与现代运动单纯强调肢体活动不同，传统健身运动虽以活动肢体动形为先，但同时也不忘调神息。动静结合也是中医养生重要原则，一方面人应保持精神安定舒畅，提高情绪的稳定性，从而起到对机体的调整作用；另一方面运动可以增强人的体质，促进气机通畅，气血调和，肢体舒展灵活，提高抗病御邪的能力。所以中医提倡养生动静结合，保持人体协调平衡，才能维持身心的健康。

《素问·六微旨大论篇》曰："出入废则神机化灭，升降息则气立孤危。故非出入，则无以生、长、壮、老、已；非升降，则无以生、长、化、收、藏。《素问·上古天真论篇》言："和于术数，食饮有节，起居有常，不妄作劳……。"又《素问·宣明五气篇》云："久视伤血，久卧伤气，久坐伤肉，久立伤骨，久行伤筋。"要"志不贪，心易足"、要"高下不相慕"。其中养生第一要义就是要顺应自然，遵循"治未病"的重要原则。动，主要指形体之动，包括肢体运动、劳动和内脏器官的功能活动。肢体活动可增强体质，促进气机通畅，气血调和，筋骨舒展，是故《素问·上古天真论篇》曰："嗜欲不能劳其目，淫邪不能惑其心，愚智贤不肖，不惧于物，故合于道。所以能年皆度百岁而动作不衰者，以其德全不危也。"

八、详辨药性对证施

药性是药物与疗效有关的性质和性能的统称，是药物性质和功能的高度概括，药性理论的基本内容包括四气五味、升降浮沉、归经等，张东岳教授教导我们在临床疾病辨证施治时要详细地辨别药性对证选药用药，才能更好地发挥药物应有的疗效，正如徐洄溪总结所说："凡药之用，或取其气，或取其味……或取其所生之时，或取其所生之地，各以其所偏胜，而即资以疗疾，故能补偏救弊，调和脏腑，深求其理，可自得之。"

1.四气五味

《神农本草经》序录云："药有酸咸甘苦辛五味，又有寒热温凉四气。"这是关于药性基本理论之一的四气五味的最早概括。四气，就是寒热温凉四种不同的药性，又称四性。它反映了药物对人体阴阳盛衰、寒热变化的作用倾向，为药性理论重要组成部分。此外，四性之外还有一类平性药，它指寒热界限不很明显、药性平和、作用较缓和的一类药。张老认为药物多具偏胜之气，温药、凉药偏胜之气稍差，热药、寒药偏胜之气较著，平性药不偏不倚，所以一般略去平性，只称四气。按中医理论来看，人体有病，也是偏盛偏衰的结果，如《黄帝内经·素问》云："阴胜则阳病，阳胜则阴病，阳胜则热，阴胜则寒。"又云："阳虚则外寒，阴虚则内热。"而药物治疗的目的就是要利用药物的偏胜之气来纠正病体的偏盛或偏衰，也就是以偏救偏，使归于不偏。如《素问·至真要大论篇》"寒者热之，热者寒之"、《神农本草经》序例"疗寒以热药，疗热以寒药"。张老教导我们，寒凉药用治阳热证，温热药用治阴寒证，这是临床必须遵守的用药原则。反之，如果阴寒证用寒凉药，阳热证用温热药，必然会导致病情进一步恶化，甚至引起死亡。故王叔和云："桂枝下咽，阳盛则毙；承气入胃，阴盛以亡。"李中梓《医宗必读》谓："寒热温凉，一匕之谬，覆水难收。"因此张老提出临床中要详辨药性对证施，用药治病，必须先明四气，如果四气不明，阴阳莫辨，治热证妄投热药，不啻火上浇油；治寒证滥予寒药，无异雪上加霜。

五味，指药物有酸、苦、甘、辛、咸五种不同的味道，因而具有不同的治疗作用，有些药物还具有淡味或涩味。五味不仅仅是药物味道的真实反映，更重要的是对药物作用的高度概括。《素问·脏气法时论篇》指出："辛散、酸收、甘缓、苦坚、咸软。"这是对五味作用的最早概括。又《素问·至真要大论篇》云："辛甘发散为阳，酸苦涌泄为阴，咸味涌泄为阴，淡味渗泄为阳。六者或收或散，或缓或急，或燥或润，或软或坚。"清代吴仪洛《本草从新》亦云："凡酸者能涩能收，苦者能泄能燥能坚，甘者能补能和能缓，辛者能散能润能横行，咸者能下能软坚，淡者能利窍能渗泄。"都说明五味具有不同的作用。

张老教导我们，由于每种药物都同时具有性和味，所以两者必须综合起来看。缪希雍谓："物有味必有气，有气斯有性。"强调了药性是由气和味共同组成的。换言之，必须把四气和五味结合起来，才能准确地辨别药物的作用。此即王好古《汤液本草》所谓："药之辛、甘、酸、苦、咸，味也；寒、热、温、凉，气也。味则五，气则四，五味之中，每一味各有四气，有使气者，有使味者，有气味俱使者……所用不一也。"由此可见，药物的气味所表示的药物作用及气味配合的规律是比较复杂的，因此，既要熟悉四气五味的一般规律，又要掌握每一药物气味的特殊治疗作用以及气味配合的规律，这样才能很好地掌握药性，指导临床用药。

2.升降浮沉

升降浮沉指药物对机体有向上、向下、向外、向内四种不同作用趋向，它是与疾病所表现的趋向性相对而言的。张老举例说，以治疗作用来看，升可引吐和治疗脱肛、久泻等气虚下陷证；降有止吐、平喘、泄下等功用，适用于头眩、易怒等肝阳上逆证；浮可发散、解肌；沉可敛汗、镇肝。药物的升降浮沉与四气五味有密切的关系，王好古云："夫气者天也，温热天之阳，寒凉天之阴，阳则升，阴则降；味者地也，辛甘淡地之阳，酸苦咸地之阴，阳则浮，阴则沉。"一般来说，凡味属辛、甘，气属温、热的药物，大都是升浮药；凡味属苦、酸、咸，性属寒、凉的药物，大都是沉降药。药物的升降浮沉还与药物的质地轻重有关，汪昂《本草备要·药性总义》云："轻清升浮为阳，重浊沉降为阴"，"凡药轻虚者，浮而升；重实者，沉而降"。一般来讲，花、叶、皮、枝等质轻的药物大多为升浮药，而种子、果实、矿物、贝壳及质重者大多是沉降药。炮制、配伍对药物的升降浮沉有很大影响，李时珍云："升者引之以咸寒；则沉而直达下焦，沉者引之以酒，则浮而上至巅顶。"

张老指出药物具有升降浮沉的性能，可以调整脏腑气机的紊乱，使之恢复正常的生理功能，或作用于机体的不同部位，因势利导，驱邪外出，从而达到治愈疾病的目的。《素问·六微旨大论篇》谓："升降出入，无器不有。"指出这是人体生命活动的基础，如一旦发生故障便导致疾病的发生。故《素问·阴阳应象大论篇》曰："其高者，因而越之；其下者，引而竭之；中满者，泻之于内。其有邪者，渍形以为汗；其在皮者，汗而发之。"阐明了应根据升降出入障碍所产生疾病的病势和病位不同，采取相应的治疗方法。总之，张老教导我们必须针对疾病发生部位在上在下、在表在里的区别，病势上有上逆下陷的区别，根据药物升降浮沉的不同特性，恰当选用药物，这也是指导临床用药必须遵循的重要原则。

3.归经

归经指药物对于机体某部分的选择作用，即某药对某些脏腑经络有特殊的亲和作用，因而对这些部位的病变起着主要或特殊的治疗作用，药物的归经不同，其治疗作用也不同。张老认为掌握归经便于临床辨证用药，即根据疾病的临床表现，通过辨证审因，诊断出病变所在脏腑经络部位，按照归经来选择适当药物进行治疗。如病患热证，有肺热、心火、胃火、肝火等不同，治疗时用药也不同。在运用归经理论指导药物临床应用时，还必须与四气五味、升降浮沉学说结合起来，才能全面准确。

张老在临床中教导我们要详辨药性、对证施治，四气五味、升降浮沉、归经同是药性理论的重要组成部分，在应用时必须结合起来，全面分析，才能准确指导临床用药。正如徐灵胎所说："不知经络而用药，其失也泛，必无捷效；执经络而用药，其失也泥，反能致害。"

九、内外兼治慎手术

《理瀹骈文·略言》："外治之理，即内治之理；外治之药，亦即内治之药，所异者法耳。医理药性无二，而法则神奇变幻。"宗陈实功《外科正宗》"痈疽虽属外科，用药即同内伤"理论，创制了多种中药外用方剂，如消瘤散、谷道安、平疣散等，分别用于治疗脏毒、阴痒湿疮、枯筋箭等病。张老经常教导我们，内外兼治，可取得事半功倍的治疗效果。另外，能"小手术"者不做"大手术"，能"不手术"者不做"小手术"，如此方为上工。

如治疗泄泻，在辨证内服中药的同时，还应用清热祛湿收敛中药煎液以保留灌肠。痔病、肛裂等疾病在内服清热祛湿、润肠止血方药的同时，往往配合塞药法栓剂纳肛以清热止血，使药力直达患处。治疗脱肛，在用"芪仁固脱宝"方（张老自拟方）内服益气升提固涩的同时，还以"谷道安"方外洗以收敛消肿固涩。

肛肠科是一个外科科室，许多肛肠病必须得依靠外科干预方能解决问题。但是，在手术时应牢记三个原则：患者痛苦小、花费少、术后功能好。针对该原则，张老创立和改良了多种手术方法，缩短了患者的住院日程，降低了患者的花费，更减轻了患者的痛苦，突出表现在：

（1）混合痔手术既要祛除病变痔核，改善症状，又要注意保留皮瓣与黏膜桥，预防肛门直肠狭窄。

（2）复杂性肛瘘手术，发明了"开窗留桥法"，采取开窗的办法减小创面，最大限度地减少组织损伤，缩短愈合时间，保护肛门功能。

（3）Ⅱ、Ⅲ度直肠脱垂手术，发明了"脱能康"注射法，并在前人治疗基础上，提出了三联手术法：柱状结扎、三间隙注射、肛门环缩。张老形象地将三联手术法的手术机制总结为四句话："结扎除滑脱，注射使粘连，环缩医失禁，脱肛病愈痊。"

（4）外治：如肛周水肿较重者，可用"葱硝汤"（张老自拟方）等外洗，以清热燥湿消肿止痛；"万灵消毒丹"（张老自拟方）内服以清泄内热，待水肿消失后再手术，以免术中过多损伤肛周皮肤，影响肛门功能。

张老认为治疗时要有整体观，治其未病之处，以防止疾病的进一步发展，"正气存内，邪不可干"，只有正气不足，邪气才能乘虚入内。针对肛肠疾病，也同样强调未病先防，以肛痈为例，肛痈的发生，与胃肠湿热下注大肠多有关系，与人体气血盛衰也有密切关系。气血盛者，虽有邪气但不一定发病，反之则易发病。即使肛痈已成或破溃，气血充足则易于生肌长肉，使疾病早日痊愈。故张老非常注重脾胃，善于健脾祛湿，则湿热之邪难以发生；对于已成之邪，则内外治兼用以清热利湿，不使进一步发展。如果真是到了需要治疗，甚至手术的地步，那就应秉承能"小手术"者不做"大手术"，能"不手术"者不做"小手术"的原则，内外兼治慎手术。

十、针灸在肛肠病治疗中的应用

针灸是一种疗效神奇的中医治法，具有疏通经络、调和气血等作用，广泛应用于临床；肛肠疾病亦不例外，在多种肛肠病中，针灸能够起到良好的临床效果，在工作中，经张东岳教授的教导，以及临床摸索，总结出了针灸在肛肠疾病的治疗经验，如下介绍其中的3个方面。

1.便秘

针灸能够调节肠道功能，通过提高副交感神经的兴奋性及抑制交感神经，增加肠道蠕动、加强肠液分泌；同时能使肠道电节律回复正常，增加肠道平滑肌张力，使其更有效地收缩，利于排便。中医认为，针灸能够疏通经络，调和阴阳平衡，疏肝解郁，提高体质，而促进便秘病情缓解。

针刺穴位以足阳明胃经、手阳明大肠经、足太阳膀胱经、足厥阴肝经、任脉督脉为主，主穴位为中脘、天枢、大横、足三里、支沟、合谷；气虚者加气海，阴虚者加三阴交，气郁者加太冲。背部以足太阳膀胱经为主，主穴为脾肾、肾俞、大肠俞、八髎、长强；配穴同上。腹部针刺1周后换用背部，或隔日交替。

2.镇痛

针灸具有疏通经络的作用，其镇痛疗效明确，对于肛肠病术后创口引起的疼痛，针灸仍有镇痛的效果；肛周血供及神经丰富，齿线下对痛觉非常敏感，肛周术后，躯体神经发放冲动，组胺、5-羟色胺、缓激肽等致痛物质释放，刺激肛门括约肌，使之痉缩，产生疼痛；中医认为，术后经脉损伤，气滞血瘀，瘀血阻络，不通则痛。针灸的治疗以疏通经络为主，穴位选择合谷、内关、太冲、会阴、长强、承山等穴。合谷、内关、太冲为经验用穴，具有良好的镇痛效果，会阴、长强为局部选穴，通过局部电刺激，能使肛周肌群紧张度协调，气血调和而止痛，承山属足太阳膀胱经，足太阳经别又自臀至下五寸处，别入于肛，故取之有疏导经气和消瘀止痛的作用。

3.尿潴留

中医认为，尿潴留为膀胱气化不利所致，与肝、脾、肾、三焦等关系密切。针灸以通利小便为治则，穴位选用中极、关元、膀胱俞、三阴交、阴陵泉、足三里等。关元乃任脉与足三阴经的交会穴，温补下元，鼓舞膀胱气化，以达启闭通便之功。三阴交通调足三阴经气血，消除气血之瘀滞。阴陵泉清湿热，助气化。足三里多气多血，针刺足三里能够调和气血。以上穴位配伍起运行下焦，调节膀胱之效。

针灸应用在肛肠病的诸多方面，如脱肛、肛门松弛症等，针灸的其他类型如艾灸、耳针、穴位贴敷治疗等应用范围更广，能够促进病情好转，加速创面愈合，缓解不适症状。针灸是肛肠病治疗中不可缺少的一部分。

十一、中药熏洗疗法在肛肠病术后的应用

肛门是具有复杂生理功能的器官，血管、淋巴和神经分布相当丰富，因此术后患者常常出现某些反应及并发症，如肛缘水肿、疼痛及切口感染等，这些都会给患者造成不同程度的痛苦并影响伤口的愈合。因此了解及防治这些并发症十分重要。

1.局部经络损伤，气滞血凝是肛肠疾病术后产生并发症的基础

肛肠疾病术后，肛周局部经络损伤，且手术结扎后直接导致血脉阻滞，气

血运行受阻，郁久则易化热，进一步加重了经络的损伤，经络不通，不利于其修复。因而经络受损，局部气血瘀阻，直接导致了肛肠病术后诸症的产生。如《素问·阴阳应象大论篇》曰："气伤痛，形伤肿。故先痛而后肿者，气伤形也；先肿而后痛者，形伤气也。"唐容川在《血证论》中称："凡是疼痛，皆瘀血凝滞之故也。"气机不利，流通受阻，气聚凝滞，瘀血阻滞，不通则痛。瘀血不去，血脉受阻，血不循经，可致出血反复不止。

2.风湿燥热之邪是肛肠疾病术后并发症产生的主要原因

《医宗金鉴》中有："痔疮形名亦多般，不外风湿燥热源。"其中湿热下注是痔发病的重要因素。而手术治疗只能除病而不能祛因，所以术后原湿热之邪未尽，加之手术耗伤气血，使机体正气亏损；且手术部位特殊，直接暴露，创口易受到粪便等污染，风湿燥热之邪更易侵袭创口，以致创口局部气血瘀滞，蕴而化热，又加重了局部湿热之邪的产生。风性易动，热则血伤，风邪每多挟热，风热之邪共伤血络，易致出血，则创面渗血渗液；湿性重浊，多先伤于下，湿邪郁而化热，湿热下迫肛门，大肠气机不利致经络阻滞则肛门灼热潮湿、坠胀不适；湿为阴邪，湿胜则阳微，易阻滞气机，气滞血瘀，故不通则痛，损伤阳气，则不荣而痛。湿热之邪导致局部气血运行受阻，"血不利则为水"，则肛门部出现水肿，如《张氏医通》曰："邪气内逆，则气为之闭塞而不行，不行则为水胀。"术后患者局部津血不足，加之患者怕痛不敢排便，燥热内结而伤津，无以下润大肠，致使大便干燥，临厕努责，擦伤创面亦可出血。

因此，肛肠疾病术后并发症的发生以手术导致的局部气滞血瘀为前提条件，与风湿燥热之邪侵袭密切相关。

中药熏洗疗法为传统治疗肛肠疾病的重要外治方法之一，是中医学的瑰宝之一，在我国已有近两千年的应用历史及丰富的用药经验。早在《五十二病方》中已有熏洗疗法治疗痔疮、蛇伤、烧伤等病症的记载，为后世的熏洗疗法奠定了基础。《外科正宗》有"治痔疮肿痛，肛门下坠……洗之肿自消"的记载。熏洗法与内治法一样，也是在中医的辨证论治的基础上用药，加水煎汤煮沸，趁热在皮肤或患部进行熏洗及温度适宜时洗涤的一种方法。通过药物温度和药物本身的作用，直达病所。

针对肛肠疾病术后并发症，给予中药辨证熏洗治疗，发挥其清热解毒、疏通经络、化湿祛浊等功效，可有效消除病灶，调整机体脏腑的阴阳平衡，促进机体功能的恢复，达到治疗疾病的目的。如创面感染，愈合缓慢，可用苦参、黄柏、金银花、黄芩、生甘草等清热解毒药物，同时配伍乳香、没药、当归、黄芪等活血祛瘀、生肌收口药物，煎汤乘热浸泡患处，既能杀菌消炎、清洁创面减轻感染，同时也能使患部充血，血流加速，改善血液循环和组织营养状况，有助于伤口愈合。

十二、痔疮手术治疗现状的思考

目前多数学者认为，痔疮治疗的原则是：①无症状的痔无须治：痔疮只有出现出血、脱出、嵌顿等影响生活时方须治疗；②有症状的痔无须根治：治疗痔疮应以消除症状为首选，消除痔核为其次，若是出现痔核，但对生活影响不是太大，即无明显症状者也无须处理；③只有痔疮出现明显症状，而非手术疗法效果不佳时才可以选择手术治疗。

痔疮的治疗方法应遵循安全、有效、简单、经济的原则；能够采用药物治疗的不必采用手术，能够采用创伤小的尽量不用创伤大的手术，避免过度手术。痔疮的手术治疗多种多样，下面介绍并分析目前临床常用的几种术式。

1. 外剥内扎术

此术式应用于临床已久，目前仍堪称经典术式，术式方法简单，对于单发的或相对孤立的痔核能够有效地纠正并根治。其缺点是创面大，切除的组织相对过多；对于环状混合痔，会因皮桥保留过少而引起肛门狭窄，甚至会因切除齿状线而影响术后排便；结扎的痔体残端需缺血、萎缩、坏死等方进入修复期，创面愈合时间相对较长。临床中此术式常单独使用，或与其他术式配合使用，目前虽有多种改良术式，但此术式仍为治疗痔疮的经典术式。

2. 分段齿形结扎术

此术式是将外痔分离，内痔结扎，其结扎点呈齿形，从而使瘢痕挛缩不在同一水平面上，防止肛门狭窄，主要用于环状混合痔，除了此优点外，其余优缺点同外剥内扎术。

3. 半开放缝合术

V形切开痔核外皮肤、分离皮下组织至齿状线，保留肛垫，继续剥离至内痔顶端，可吸收线结扎痔蒂，由内向外缝合创面至齿状线，切除痔体；此术式优点是创面相对较小，愈合快，外痔创面开放，便于引流，术后水肿、感染相对较少；缺点是切除组织过多，不适于环状痔疮。

4.完全缝合术

完全缝合术即Fer-guson闭式痔切除术，同半开放缝合术处理痔核后，缝合全部创面。其优点是创面完全闭合，创面愈合快，术后瘢痕小；缺点是创面疼痛较重，易出现水肿及感染。

5.吻合器痔切除术

吻合器痔切除术（procedure for prolapse and hemorrhoids，PPH），又称吻合器痔上黏膜环形切除术，1993年国外发明并应用于临床，1998年意大利学者Longo首先报道后，在我国迅速得到开展。此术式的优点是手术简单、手术时间短，提升肛垫效果明显，术后创面小，疼痛轻，愈合时间短。以前曾成为主流术式，但因并发症较多，远期疗效文献报道不一，目前对此术式的态度褒贬不一。

6.套扎疗法

此术式是近几年较为流行的术式，是从中医学的结扎疗法经医疗器械改进演变而来，该方法是将胶圈或弹力线圈套入痔核或直肠黏膜根部，利用胶圈的弹性回缩或弹力线圈的结扎而阻断血供，使痔核或结扎组织缺血坏死，达到切除痔核，或提升肛垫的作用。此术式是一种安全、有效、疗程短、患者痛苦小的术式，目前已逐渐成为主流术式，但其也伴随着出血、感染等风险。

综上所述，随着医学的不断进步与发展，更方便临床操作的医疗器械的研发，整体带动了痔手术的革新，新技术、新方法、新观点层出不穷，未来可能有更多更好的术式及治疗方法诞生，但总的目标是相同的，那就是尽量减轻患者痛苦，缩短疗程，保护肛门组织及其功能，从而努力做到安全、微创、有效。

十三、蛋黄油术后应用

肛肠病术后经常遇到创口愈合延迟或不愈合患者，处理方法一般为采用扩大切开术，或者药物保守治疗。而蛋黄油作为一种价廉效优的制剂，在临床中广泛应用。

蛋黄油是从鸡蛋的蛋黄中煎取的油，又称鸡子鱼、凤凰油等。中医认为，蛋黄油具有清热润肤、消炎止痛、收敛生肌和保护疮面的作用。蛋黄油含有丰富的维生素A、维生素D和卵磷脂等，这些物质对人体皮肤的再生和代谢有着重要作用，它对治疗水烫伤、火烫伤效果很好，对于创口愈合延迟及不愈合也有良好治疗作用。蛋黄油可作为家庭自制的备用药。也有人用蛋黄油治疗皮癣、脚癣和头癣，以及水火烫伤等。

蛋黄油的制作方法简单，步骤如下：①取20个鸡蛋，将鸡蛋洗净，用水煮熟，剥掉蛋壳和蛋白，只留下蛋黄。②将蛋黄放入平底锅内，不需要加油，以木质或竹制锅铲压碎，越细越好。③以中火干煎，连续翻炒使蛋黄均匀受热。大约15分钟后，蛋黄会有点烧焦，20分钟时开始起浓烟，这时开始只要翻搅几下即可，30分钟左右时浓烟达到最大，蛋黄会变成黑色，看起来像沥青，此时用锅铲压，会流出蛋黄油。④熄火，将蛋黄油倒进瓷碗中。等冷却后，用纱布过滤，把烧焦过程的粗碳粒滤掉，留下的蛋黄油是黑色的。将蛋黄油放在干燥的阴凉处或冰箱里可保存一两年。

肛肠病术后，若是创口愈合延迟或持续不能愈合，可以用小纱条或棉签蘸取蛋黄油少许涂于创口上，每日2～3次；若效果仍不甚理想，可以蛋黄油20 mL加麝香0.3 g混匀，用法同上。

十四、肛肠疾病术后创面愈合迟缓影响因素分析

现如今，肛肠疾病发病率逐年上升，肛肠疾病手术后创口愈合迟缓常见，尤其是病情复杂的肛瘘及脓肿，手术切口多，愈合慢，病程长，给患者及其家属造成很大痛苦。因此，在治疗肛肠疾病时，在选取合适的手术方法的同时，如何减轻患者痛苦，加速创面的愈合也成为肛肠科临床工作中的重点问题。

研究认为，创面愈合一般分为四个阶段：凝血期、炎症反应期、肉芽组织形成期、重组期。其中任何一个阶段受影响，都可能延长创口愈合时间。肛肠疾病术后创面愈合迟缓的影响因素，具体如下：

1.换药不当

俗话说："三分手术，七分换药"，充分说明了外科换药的重要性。尤其是

肛肠疾病术后换药更有其特殊性及重要性，对整个疾病的痊愈有着举足轻重的作用。换药过程中应对创面进行彻底的消毒，以维持局部相对无菌的环境；清洁创面时要动作轻柔，用力擦拭会损伤新生的肉芽组织，而且会增加患者痛苦，不适当的擦拭反复刺激创面，容易使肉芽组织水肿，影响创面愈合。对脓肿、肛瘘等疾病，应放置引流条，保证引流通畅，避免形成桥形愈合。

2.手术因素

手术中皮桥设计不合理、创面过大、切除组织过多、未完全处理原发病灶、引流不畅等都是创面不愈合或者延期愈合的常见原因，这就要求我们在手术中要根据患者的自身情况设计个体化的手术方式。

3.基础疾病

老年患者、患有慢性消耗性疾病的患者，如糖尿病、肺结核、贫血、营养不良等疾病多导致低蛋白血症，造成胶原蛋白合成减少和新血管生成降低，使创口愈合所必需的胶原蛋白和新生血管化生减少而影响愈合，因此，控制基础疾病是促进创口愈合的基础。

4.感染因素

由于肛门部特殊的解剖生理环境，决定了术后创面感染的概率明显高于其他部位，感染加重了创面的炎症，使胶原酶增加和胶原纤维合成受阻，从而造成创面延期愈合。因此术后要尽量避免感染；如已发生感染，要及时控制感染。

5.排便因素

由于便秘或术后疼痛忍便而造成便秘，排便时过度扩张肛管皮肤，以至反复机械性损伤已开始愈合的创面，或者由于术后腹泻或术后创面刺激导致如厕次数增多，亦会影响创面愈合。因此，术后要注意饮食调节，适当使用通便药物对促进创面愈合不无裨益。

6.其他因素

其他如精神心理因素、手术或换药过程中棉纱或线头被肉芽组织包裹而产生的异物反应等，都会影响创面的愈合。

十五、开窗留桥挂线术治疗复杂性肛瘘临证体会

马蹄形肛瘘，是一种贯通括约肌的特殊肛瘘，属高位复杂性肛瘘，瘘管呈环形蹄铁状围绕肛管。一般在肛门两侧可见两个或数个外口（也有一侧有外口，而对侧为盲管的），可有两支或数支分布在肛门左右的支管，所以实质上马蹄形肛瘘是双侧坐骨直肠窝瘘，它的发生多数认为是肛门周围脓肿经由肛门直肠后间隙（后交通隙）扩散至双侧坐骨直肠窝而形成的半环形的复杂性肛瘘。马蹄形肛瘘根据波及位置的不同可分为前马蹄形肛瘘和后马蹄形肛瘘两种，在解剖上肛管后部组织比前部疏松，感染容易蔓延，故后者临床上较多见。后马蹄形肛瘘的形成，几乎都是肛门后方肛隐窝处的感染，经肛腺波及肛管后浅间隙达肛管后深间隙。基于后马蹄形肛瘘的形成机制，目前外科的主要治疗方法为手术治疗。

为防止术后复发、术后残留死腔影响切口愈合，传统的手术将所有的支管道均彻底敞开搔刮后切口引流通畅。由于手术创面较大，患者痛苦亦大；切口形状不规则，常存在愈合时间长、愈合后肛门部瘢痕多、肛门形态及位置不同程度变形，对肛门功能有一定影响。采用主管道皮肤切开挂线避免了对肛门直肠环的一次性切断损伤，支管道分段开窗、留桥对口引流相对地开放了所有瘘管，达到了充分引流的目的，同时亦充分地保留了正常皮肤，橡胶筋挂线创面小，有效地保护了肛门结构功能完好，防止肛门失禁；由于开窗创口小，患者痛苦轻，疗程缩短，肛门无变形、愈合后瘢痕面积小，效果满意。

该手术是通过对支管开窗留桥挂线引流，主管道低位切开，高位挂线剖开的方法操作的。其成功的关键是找准内口正确处理感染灶。寻找内口可根据病情选用探针法、隐窝钩法、管壁牵引法、亚甲蓝注射法等，或几种方法配合应用。高位挂线的目的，是通过线的机械勒割使肛门括约肌、肛直肠环缓慢切断的同时剖开瘘管。因线的异物刺激作用致局部产生炎性反应而纤维化，使切断的肌端粘连固定，不致引起肛门失禁。所挂橡皮筋的松紧度应根据病变的新旧程度而定。开窗留桥肛周皮肤损伤较少，使愈后不致因瘢痕收缩而引起肛门移位、畸形等后遗症。放置引流线，使在创口较小的情况下引流通畅。其拆除时间，应根据支管管腔的大小及主引流切口的生长情况决定。一般当支管管腔闭合至略大于引流线直

径，粪渣不能进入支管且挂线已脱落时拆除。

手术成功的关键在于以下几个方面。①正确寻找及处理内口；②术后换药：保持对口引流通畅，换药时只要把创面上的分泌物及粪便吸去即可，切勿用力擦拭，否则会擦去肉芽组织表面之纤维保护膜，而造成出血；③挂线原则：挂线松紧适宜，使直肠环边勒开边修复，无出血和肛门失禁危险。

高位肛瘘或穿臀瘘或穿臀串腿、直肠瘘等，可采用"开窗留桥法"，以断绝污源，保健除腐，清道除瘀，减少损失，促进愈合。

第七章

谈治未病

一、中医学"治未病"理论探讨

"治未病"源于《黄帝内经》，是中医学理论体系的重要组成部分，也是独具特色的内容之一。实际上早在《黄帝内经》之前，"治未病"这种防患于未然、预防为主的思想已有萌芽，例如《管子·牧民》曰："惟有道者，能备患于未形也，故祸不萌。"这种防患避祸的思想，被发展引申成为《黄帝内经》"治未病"的思想。

《黄帝内经》中首见"治未病"一词，有"圣人不治已病治未病，不治已乱治未乱"和"上工治未病"的论述，把治未病的医生比作"圣人""上工"。提醒医生和患者，不但要有效治疗疾病，更应该重视防患于未然，即"未病先防"。《灵枢》还给出了"上工""下工"的区分方式，就是"上工守神，下工守形"。能够从神这个无形的东西层面去理解疾病、治疗疾病，那就有可能成为"上工"。反之，如果守持已经成形的东西，并从这个层面去理解疾病，治疗疾病，那只能是一个"下工"。故《素问·八正神明论篇》曰："上工救其萌芽……下工救其已成，救其已败"，即"未病先防""既病防变"。"未病先防"和"既病防变"，体现了中医防病重于治病的精髓，亦是防治疾病所必须遵循的基本法则。这一治疗法则，生动地展现了先秦汉初朴素辩证法的精髓，是古代朴素辩证法在医学领域的成功运用。

治未病学说的内容，除《素问》的《上古天真论篇》《四气调神大论篇》《生气通天论篇》及《灵枢》的《本神》《天年》《五味》等专论外，其余散见于各篇之中。《素问·刺法论篇》提出了"正气存内，邪不可干"，明确指出了疾病发生的重要机制，即正气和邪气的关系是疾病发生的关键。正气是人体预防发病，驱邪外出，使患病机体康复的最根本的因素。正气不足是疾病发生的内在根据，邪气侵犯是疾病发生的重要条件，所以预防疾病的发生也必须从这两方面着手：一是培养正气，提高机体的抗邪能力；二是防止病邪的侵袭。此即《素问·上古天真论篇》提出的"虚邪贼风，避之有时"。因此，内养正气、外避邪气成为防病治病的指导原则。

"治未病"主要包括以下内容：未病先防，防病于未然，强调摄生，预防疾病的发生；既病防变，强调早期诊断和早期治疗，及时控制疾病的发展；瘥后防复，疾病初愈时，采取适当的调养方法及善后治疗，防止复发。

1.未病先防

在没有疾病的时候要积极预防疾病的发生。未病先防与现代"预防为主"的医学模式高度吻合，包含调摄精神、体育锻炼、合理饮食、适时养生、科学用药等内容。中医学历来非常强调和重视体质的内在因素，如《素问·四气调神大论篇》载"春三月，此谓发陈。天地俱生，万物以荣，夜卧早起，广步于庭，被发缓形，以使志生，生而勿杀，予而勿夺，赏而勿罚，此春气之应，养生之道也；逆之则伤肝，夏为寒变，奉长者少……是故圣人不治已病治未病，不治已乱治未乱，此之谓也"，强调在未病之先，就要积极预防疾病的发生。其次还要求"顺应天时，天人合一"，积极适应自然界的变化，消除致病因素，避免或减少对人体的侵害，就可避免发病或虽病亦不重。

2.既病防变

在发病之初就要积极采取措施，将疾病控制在局部，不使其传变至其他脏腑和更深的层次，防止疾病进一步发展和恶化。疾病的转变在一般情况下遵循由表入里、由轻变重、由简单到复杂的规律，因此，在防治疾病的过程中必须掌握疾病发生、发展的演变规律及其转变途径，做到早期诊断，有效治疗。疾病发生后，必须认识和熟悉疾病的原因和机制，掌握疾病的发展变化规律，争取治疗的主动权，以防止其传变。如《金匮要略·脏腑经络先后病脉证治》曰："夫治未病者，见肝之病，知肝传脾，当先实脾，四季脾旺不受邪，即勿补之。"

3.瘥后防复

一般情况下，患者初愈后，大多身体虚弱，针对此阶段患者气血虚弱、津液亏虚等病理特点，采取综合调理措施，促使脏腑组织功能尽快恢复正常，达到邪尽病愈、病不复发的目的。如《素问·热论篇》所云："病热少愈，食肉则复，多食则遗，此其禁也"，指出患热病初愈后应禁食肉类食物，以防复发。《伤寒论·辨阴阳易瘥后劳复病脉证并治》载："大病瘥后劳复者，枳实栀子豉汤主之……伤寒瘥已后，更发热者，小柴胡汤主之"，明确提出了病后因劳而复的治疗措施。

二、预防便秘六要歌

在中医"治未病"思想指导下，张老编写了"预防便秘六要歌"，从六方面防治便秘：

（1）五谷蔬果要多吃，饮食均衡不偏食；食物过精并不好，含渣纤食不可少。

《素问·脏气法时论篇》指出："五谷为养，五果为助，五畜为益，五菜为充。气味合而服之，以补益精气。"便秘的发病与饮食有密切关系，所以饮食要有节制，不可暴饮暴食，"饮食自倍，肠胃乃伤"，也不可偏食偏嗜，不可过食肥甘厚腻之品，五谷、瓜果、蔬菜、鱼肉要合理搭配。并可根据五味归经、药物归经等理论进行食疗，以养五脏气，调理失衡之脏腑。

（2）二要大便定时排，建立信号莫忘怀；时间最好在晨起，符合人们之生理。

养成良好的排便习惯，每日定时排便，有便意时不要忽视，及时排便，形成条件反射，建立良好的排便规律，避免因精神原因、生活规律改变、过度疲劳等因素而导致未能及时排便。同时排便的环境和姿势尽量方便，免得抑制便意。合理安排生活和工作，做到劳逸结合，精神恬适。

（3）三要坚持练腹肌，膈腹平提肌增力；各组肌力皆增强，排便自然能通畅。

排便需要依靠腹肌、膈肌、提肛肌的力量以增加腹肌内压，从而排出粪便。教会患者进行腹式深呼吸动作；教会其做提肛锻炼有利于加强盆底肌肉的力量。每晚睡前从右到左顺着结肠的排便方向进行反复多次按摩，以增加腹压，促进肠蠕动。另外，华佗提出："人体欲得劳动，但不当使极耳，动摇则谷气得消，血脉流通，病不得生，譬犹户枢，终不朽也。"因此，要在群众中开展适当体育运动，如气功、太极拳、五禽戏等活动，使气血流畅，健脾而强身。

（4）四要治疗原发病，病愈便秘可康宁。

部分患者的便秘是由器质性疾病引起的，如患有肛周疾病，如痔疮、肛裂，因排便疼痛而惧怕排便，从而导致便秘；某些全身性疾病如尿毒症、脑血管意外、全身恶性肿瘤等，由于机体抵抗力降低，无力排便而造成便秘。因此，应积极治疗原发病，病愈则便秘自消。

（5）五要饮水量够足，肠润便秘自康复。

保证充分的液体摄入量，鼓励老年人每天至少摄入2000～3000 mL的水量，晨起空腹饮水200～300 mL，最好是淡盐水，分2～3次饮尽。每晚睡前喝蜂蜜水可以清洗肠胃，以利于排便。

（6）六要心情常舒畅，喜悦欢乐肠自畅。

应精神愉快，情志调畅。若情志失和，忧愁思虑过度，可致气机郁滞而传导失司造成便秘。平时宜多听柔和的音乐，避免观看感官刺激及情节紧张的影视节目。心胸应豁达，遇事勿怒。养成养花、养鸟、养鱼等习惯来陶冶情操。

三、调理体质防泄泻

泄泻的病因有内因和外因之分，内因主要为七情内伤、脾胃虚弱、饮食不洁、瘀血内阻；外因主要为外感湿邪、疫毒之邪。本病的病机为本虚标实，本虚为脾虚，标实为湿、痰、热、瘀，主要为湿邪为患。湿邪其性重浊黏滞，故本病发病多较缓慢，病程较长，反复难愈。病位在肠，与脾、胃、肝、肾有密切关系。《景岳全书·卷之二十四心集·杂证谟·痢疾》中有论述："凡里急后重者，病在广肠最下之处，而其病本则不在广肠，而在脾肾。"

泄泻的防治中，以运脾化湿为主要治疗大法，注重补脾而调整体质，以辨证论治为原则，根据证型的不同调整方药，临床具有显著疗效。

（1）既病防变，预防迁延。

泄泻多为湿邪为患，病程迁延难愈，短则数月，长则数年，本病脾虚为本，脾虚夹湿、脾虚兼肾虚、脾虚兼肝郁，虚实间相互夹杂。体质与疾病的发展变化密切相关，通过辨识病程中体质的偏颇进行针对性调整，从而治疗疾病、预防疾病的发展。

泄泻的基本病机为脾虚与湿盛，正所谓"无湿不成泻"。脾虚运化无力，水湿内停，日久成泻。湿性重浊黏滞，易夹杂寒、热、瘀等，病症变化多端，缠绵难愈。中医在泄泻的体质调理中，注重健脾，通过健脾利湿之法改善和纠正脾气虚夹湿体质，预防病程迁延。药物调理方面可选择肠健平（张东岳经验方）等健脾益气，化湿止泻；生活方面，饮食宜清淡，如米粥等调养胃气，米仁、山药、白扁豆及山药冬瓜粥等膳食健脾化湿，不宜肥甘厚味；起居方面，适度锻炼，如慢跑等，不可太过。

脾虚运化无力，脾失所养，不能滋肾，而导致脾肾两虚，或先天肾气亏虚，形体羸弱，脾气不充，脾肾两虚，肾虚命门火衰，脾虚温运失职，寒从中生，水谷失运，水湿不化而致五更泄泻。临床上常见阳虚体质之人，平素畏寒肢冷，疲乏倦怠，喜热喜按，性格多内向，发病易从寒化，易感湿邪，舌淡胖、苔润，脉象沉迟而弱。阳虚之人在药物方面可选用四神丸、真人养脏汤等方温肾健脾，固摄止泻，或可配合艾灸足三里、关元等穴位。饮食方面宜选择姜、蒜、鲫鱼、荔枝、龙眼等性温之品，不宜进绿茶、海鲜、苦瓜等寒凉之物，起居方面建议多晒太阳，多参与户外活动。

脾虚日久，情志抑郁，精神紧张，肝失疏泄，土虚木乘，运化失常，气机不畅，致肝郁脾虚之泻；或情志抑郁致肝气郁结，木郁不达，造成脏腑气机的失衡，以致肝气郁结，横逆乘脾，致肝郁脾虚而泄泻。临床常见肝郁脾虚之人，形体消瘦，胸闷，性格忧郁敏感，善太息，或乳房胀痛，或咽间有异物感，舌紫黯、苔薄白，脉象弦细。肝郁脾虚之人可通过疏肝解郁、健脾理气之法纠正气郁体质。药物方面可选择痛泻要方、柴胡疏肝散等疏肝理脾止泻，同时配合心理辅导。饮食方面可选用萝卜、金橘、槟榔、山楂等行气食物，平时可冲泡菊花、玫瑰花等花茶疏肝解郁，起居方面适时外出旅游开阔胸怀，舒缓情绪。

（2）瘥后防复，防其病后复发。

泄泻病程迁延易反复，多数患者经临床治愈后，因不能坚持服药或生活不规律，致使体质再失偏颇，症状复发。究其诱因，不外乎感受外邪、饮食不慎、情志不畅等因素。泄泻初愈，湿邪已去，大小肠泌浊、传导功能恢复，症状消失，但病后脾虚尚在，故泄泻患者稍不慎则易复发。病后脾虚之因包括两个方面，一是先天禀赋不足，素体脾胃虚弱，脾虚无以运化水谷精微，气血生化无源，病后正气未复，脾胃仍虚，机体防御能力下降；二为脾本不足加之泄泻迁延日久，久泻耗伤脾气，脾失所养，脾虚更甚，脾不健运。泄泻初愈后感受湿邪，或饮食不慎，如进食油腻生冷食物，或情绪紧张、易怒皆可损伤脾胃，脾气不健，脾虚愈甚，而致泄泻复发。

泄泻初愈者因其症状消失，但脾虚仍在，需在生活上护脾而纠正体质偏颇，防止复发；泄泻愈后复发者多见脾虚之证，神疲懒言，纳差，体虚易感，形体消瘦。正如《素问·脏气法时论篇》所云："脾病者，……虚则腹满，肠鸣飧泄，食不化。"故泄泻初愈患者应继续重视调理脾胃，纠正脾虚体质，防止复发。生活上慎起居，注意保暖，适度活动，不可过劳。饮食上宜清淡，可食山楂、山药、莲子等帮助消化吸收食物，以及大枣、粳米、米仁等健脾食物。畅情志，保持愉悦的心情和乐观的心态。

四、预防尖锐湿疣及其复发

（一）什么是尖锐湿疣

尖锐湿疣是肛肠科常见病，是由人乳头瘤病毒（HPV）感染所致的以肛门生殖器部位增生性损害为主要表现的性传播疾病。大多发生于18～50岁的中青年人。大约经过半个月至8个月，平均为3个月的潜伏期后发病。HPV有不同的亚型，最常引起尖锐湿疣的HPV有6、11等亚型。HPV在人体温暖潮湿的条件下易生存繁殖，故外生殖器和肛周是最容易发生感染的部位。

尖锐湿疣的传播方式有以下几种。

（1）性接触传染：为最主要的传播途径。故本病在性关系紊乱的人群中易发生。

（2）间接接触传染：少部分可因接触患者使用过的物品传播而发病，如内衣、内裤、浴巾、澡盆、马桶圈等。

（3）母婴传播：分娩过程中通过产道传播而发生婴儿的喉乳头状瘤等。

生殖器和肛周为好发部位，男性多见于包皮、系带、冠状沟、龟头、尿道口、阴茎体、肛周、直肠内和阴囊，女性多见于大小阴唇、后联合、前庭、阴蒂、宫颈和肛周。偶可见于阴部及肛周以外的部位，如腋窝、脐窝、口腔、乳房和趾间等。

（4）尖锐湿疣的临床表现如下。

本病常无自觉症状，部分患者可出现局部疼痛或瘙痒。损害初起为细小淡红色丘疹，以后逐渐增大增多，单个或群集分布，湿润柔软，表面凹凸不平，呈乳头样、鸡冠状或菜花样突起。红色或污灰色。根部常有蒂，且易发生糜烂渗液，触之易出血。皮损裂缝间常有脓性分泌物郁积，致有恶臭，且可因搔抓而引起继发感染。本病常无自觉症状，部分患者可出现异物感、痛痒感或性交痛。直肠内尖锐湿疣可发生疼痛、便血、里急后重感等，偶尔可转化为鳞状细胞癌。

由于尖锐湿疣初起时常不痛不痒，皮疹也不明显，所以多数患者一般无症状。又加之其特殊位置及病性也使患者尴尬至极，大部分人患有尖锐湿疣后，会选择隐忍或是自行购药缓解，导致病情延误。尖锐湿疣如果能早发现、早治疗，多能快速临床治愈。若疣体不大，用物理方法直接将疣体去掉即可。但如发现太迟，或治疗不及时，导致疣体长得较大或广泛发展时，疗效将大打折扣，并易复发。

（二）如何预防尖锐湿疣

（1）坚持一夫一妻，人人珍重自爱，避免婚外性行为、吸毒、卖淫、嫖娼等。

（2）家庭生活用具要及时消毒，浴盆、浴巾等应分开使用，谨防患者传染给子女，特别是孕妇，更应避免与性病患者接触，以免感染性病，传染给胎儿、婴幼儿，危害后代。

（3）献血、输血或使用血制品时，应严格消毒，防止交叉感染。

（4）政府有关部门，要加强对宾馆、浴池、泳池、舞厅等的管理。对浴盆、浴巾、床单、被褥等要严格消毒。

（5）注重公共卫生，讲究个人卫生，养成每天晚上用温水坐浴、清洗二阴，保持清洁的良好习惯。

（6）各级政府，尤其是卫生管理部门，要对性病高度重视。加强精神文明教育，健全社会法治建设，大力宣传公共道德和卫生知识，提高全民的道德修养和社会风尚。提高民众对性病危害的认识，清除"性解放""性自由"的腐朽思想，增强社会"免疫力"。

（7）完善疫情监测制度，及时掌握疫情发展动态，及早采取切实有效的防治措施，控制和杜绝性病的发生与传播。

（8）在患性病期间，禁止性生活，以免传染给他人。

（9）如果一旦<u>染</u>上了性病，要放下思想包袱，千万不要讳疾忌医，要及时到正规医院检查诊治，并按照医生指导，正视治疗，按时复查，直至痊愈。

（三）如何预防尖锐湿疣复发

预防尖锐湿疣复发，应从以下几个方面着手：

（1）抗病毒疗法：干扰素（IFN）是生物细胞在感染病毒后，或在某些诱导剂的作用下产生的一类糖蛋白，有IFN-α、IFN-β、IFN-γ，有抗病毒、抗增殖及免疫调节作用。治疗尖锐湿疣可采用此法与其他方法联合应用。或者采用其他方法去除疣体后再用此法，以达到辅助治疗或减少复发之目的。

（2）白介素疗法：白介素是生物细胞，包括角质形成细胞受损后产生的一类介质，是机体防御机能的表现。治疗尖锐湿疣所用白介素是由活化的T淋巴细胞产生的糖蛋白，对减少复发有一定辅助疗效。

（3）外用免疫抑制剂疗法：如咪喹莫特（imiquimod）有抗病毒作用，通过诱导机体产生IFN-α之类的细胞因子而发挥作用。

（4）性伴侣的治疗：大多数患者的性伴侣可能已有 HPV的亚临床感染，尽管他们没有明显的尖锐湿疣，也要定期复查，可采用5%醋酸辅助检查。为预防尖锐湿疣的感染或再感染，根本的方法是防止性关系紊乱，要洁身自爱；此外，为预防间接感染，提倡不用公用毛巾、浴巾，不在公用浴缸中沐浴。

（5）中医药治疗：中医通过整体辨证，能从根本上调理脏腑阴阳平衡，许多中药如鸦胆子等具有腐蚀除疣等功效，在尖锐湿疣后期调理过程中与西药配合使用，能起到事半功倍的效果。

附 录

弟子感悟

一、张东岳教授学术思想与经验传承——环状混合痔

张相安

张东岳教授在从事肛肠外科50年的医疗实践中，治疗了数以万计的肛肠病患者。张教授在带教实习生、进修生、师承弟子中，诲人不倦，以润物无声的品格、默默无闻的奉献精神，几十年辛勤耕耘，培养了数以千计的学生，为推进中医肛肠外科学的发展做出了重要的贡献。

对于环状混合痔，张教授为了达到根治目的，提高治愈率，降低复发率，防止术后并发症，对环状混合痔的病因病机、手术方式、术后并发症等进行了深入的研究，认真总结临床经验，创立了多种新术式，研制了多种新方药。如精心设计研究了环状混合痔"外剥内扎留双桥术"，使肛管皮肤保留充分，愈合快，疗程短，可避免术后肛门狭窄。

1.对环状混合痔的学术认知

痔是中医学最早认识的疾病之一，中国对痔的记载和治疗可堪称是世界上最早、内容最丰富、方法最具体的国家，使得中医肛肠学科一直成为祖国医学的优势而发展至今，在世界肛肠学科中占有突出的地位。中医学对痔的形成多责之于饮食不节、过多食用厚味肥腻之品或大量饮用烈酒及嗜食辛辣之品、长期便秘及腹泻、久坐久立、负重远行、妊娠多产等诸多因素，致使燥热或湿热内生，下迫大肠，经络阻滞，血液回流受阻，邪热与瘀血结滞郁积成痔。《丹溪心法》曰："痔者，皆因脏腑本虚，外伤风湿，内蕴热毒，醉饱交接，多欲自戕，以故气血下坠，结聚肛门，宿滞不散，而冲突为痔也。"

环状混合痔是痔患发展的最后阶段，在这个阶段，痔患每年发作的次数增加，每次发作的时间延长，每次发病的程度逐渐加重，最终需手术治疗。在急性期，局部循环严重障碍，外痔水肿，内痔嵌顿，甚至出现血栓大量形成或嵌顿坏死。此期手术治疗难度增大，母痔与子痔间界线消失，必然造成手术创伤增大。河南中医药大学第一附属医院肛肠病诊疗中心张东岳教授认为，各家学说的理论与"筋脉横解，肠癖为痔"的精神实质都是相吻合的。张东岳教授指导弟子们通

过该理论指导临床，采用益气养血、活血凉血、散瘀通络，改善局部微循环等法则治疗痔疮，疗效显著，在治疗环状混合痔方面，积累了丰富的经验。

2.治疗特色

（1）围手术期的处理。

环状混合痔是痔患发展的最后阶段，在这个阶段，痔患发作的次数增加，每次发作的时间延长，每次发病的程度逐渐加重，最终需手术治疗。

在急性期，局部循环严重障碍，外痔水肿，内痔嵌顿，甚至出现血栓大量形成或嵌顿坏死。此期手术治疗难度增大，母痔与子痔间界线消失，必然造成手术创伤增大。因急性期局部微循环障碍，故术后易有并发症出现，若能在术前快速有效地缓解急性期症状，改善微循环，降低肛管内压力，则为手术创造了好的条件。我们在此期应用了中药止痛如神汤，一般在5天内即可基本消除水肿和疼痛，为减少手术创伤及提高疗效创造了条件。

（2）术式特色。

对于环状混合痔术式的选择，张东岳教授不厌其烦地教导我们，第一，微创手术，缩小切口，减小肛管皮肤缺损；第二，尤其要注意留取直肠黏膜桥和肛管皮肤桥，不主张"一扫光"。根据张东岳教授的学术经验，我们采用"外剥内扎留双桥术"来处理环状混合痔，可降低术后肛管皮肤缺损、肛门狭窄的发生率。

"外剥内扎留双桥术"治疗环状混合痔，与开放性手术相比，最大的优点是闭合创面，创面愈合时间明显缩短。为避免切口感染与裂开，应注意以下几点：①术前肠道准备和术后用抗生素、保持肛门清洁；②术前口服泻剂和术后进流质饮食，控制3日不大便；③无菌操作；④缝合时，一并缝合少许底面的组织，不留死腔；⑤合并肛裂的患者一并做内括约肌切断术，避免术后排便困难；⑥合并便秘的患者要口服缓泻剂，以保持大便软化。

对于环状混合痔，行"外剥内扎留双桥术"，为避免术后肛管狭窄，应注意：一般只切除3个痔核，每条皮桥宽度应在0.5 cm以上，黏膜桥宽度应在0.2 cm以上，各个内痔蒂部的结扎点不在一个水平面上，因此术前应根据痔核的自然情况，设计好保留黏膜桥和皮桥的部位、内痔的结扎点。

3.术后并发症

针对环状混合痔术后并发症，如术后疼痛、术后肛门狭窄、术后创面愈合不良等，遵照张东岳教授的学术经验，我们多选用中药干预，往往立竿见影。运用中药煎汤熏洗会阴部，具有清热解毒、疏风胜湿、行气活血、消肿止痛、收敛生肌、杀虫止痒的作用。常用的中药熏洗药，清热利湿解毒类有黄连、黄柏、大黄、黄芩、地榆、槐角、苦参、朴硝、川椒、马齿苋、防风、蒲公英、野菊花等；行气活血类有枳壳、厚朴、木香、红花、川芎、归尾、赤芍、丹皮、刘寄奴、泽兰、郁金等；疏风止痒类有蛇床子、苦参、地肤子、威灵仙、五倍子、白矾、艾叶、花椒、当归、荆芥、防风等。

（1）术后肛门狭窄。

在环状混合痔的手术治疗时，要留有足够的黏膜桥和皮肤桥，方法是根据痔核的分布情况，设计好痔的分段，一般保留3~5条黏膜桥和皮肤桥，每条皮桥宽度应在0.5 cm以上，黏膜桥宽度应在0.2 cm以上，要尽量使皮桥和黏膜桥分布均匀。行痔结扎术时，痔核下端分离及结扎顶点的连线应该不在一个水平位置上，尽量减少正常肛管皮肤的损伤，从而避免术后肛门狭窄。

如果患者术后仍然出现了肛门狭窄，根据老师的经验，出现该情况的原因，一方面可能是因为手术方式不当，其病情较轻者，可每天借助肛门镜扩肛方法来缓解病情，病情较重者则需依靠再次手术来解决。我们在临床上遇到不少该类病患前来求诊，在为其做肛门检查时发现，狭窄的肛门竟不能通过一支小小的棉签，像这种术后并发症，是肛肠界同仁都不愿意看到的。这就需要我们严格做好术前评估，时刻铭记张东岳教授的教导，"微创，留桥，不扫光"！当然，另一方面，如果我们在术前已经为患者做了很好的评估，在术中也是按照正确的手术方法去做的，可是患者术后还是出现了肛门狭窄，对于这个问题，张东岳教授认为，是因为患者气滞血瘀所致，气血运行不畅，血流瘀阻，旧血不去，新血不生，从而致使肛门部肌肉生长不良，肛门功能受限。针对这种情况，我们的辨证思路则是活血化瘀，软坚散结，抗炎消肿，清热燥湿，排脓祛毒，定痛生肌，推陈致新，具体方剂则运用张东岳教授的经验方"谷道安"坐浴。其方药组成如下：

当归20 g，苏木20 g，红花15 g，乳香20 g，没药20 g，血竭15 g，芒硝30 g，防风20 g，自然铜20 g，黄柏30 g，木鳖子20 g，生甘草20 g。

将上药放于大砂锅内，加水3000 mL，煎取2500 mL，过滤去渣，待水温降至40 ℃左右，坐浴，每日2次，每次20分钟。

本方是外用洗剂，方中当归、苏木、红花、乳香、没药、血竭活血祛瘀，消肿止痛，止血生肌；芒硝泻热、润燥、软坚，去肠内宿垢，破坚积热块，能散恶血，推陈致新；防风祛风胜湿止痛，治破伤风及三十六般风；自然铜味辛苦平，功专散瘀止痛，专治跌打损伤、瘀血疼痛、积聚瘿瘤、疮疡烫伤；黄柏清热燥湿，泻火解毒，治肠痔、便血、疮疡肿毒、阴伤蚀疮；木鳖子消肿散结，去毒，治结肿恶疮、肛门疼痛；生甘草解毒，调和诸药。以上药物相伍，用以治疗术后肛门狭窄，收效颇佳。

（2）术后肛门疼痛。

肛肠手术术后疼痛，一直以来是困扰肛肠界同仁的难题。针对这个问题，根据张东岳教授的学术经验，我们采取了众多措施，总结如下。

1）术前：做好术前评估，避免在急性期行手术治疗。嵌顿痔患者急诊入院时，大多处于急性期，这时我们一般运用张东岳教授的止痛如神汤，改善肛周微循环，降低肛管内压力，大大减轻外痔水肿，自然而然就减小了手术创面，减轻了术后肛门疼痛。

2）术中：如在上面提到的，在选择术式的时候，尽可能为患者设计微创方案，为患者最大限度地保留肛周皮肤和黏膜，并留取足够的直肠黏膜桥和肛管皮肤桥，这不但减少了肛管皮肤缺损，预防术后肛门狭窄，而且可以明显降低术后肛门疼痛程度。

在术中行痔核结扎时，应避免将齿状线下的肛管皮肤钳入。对于环状混合痔，在术中可适当松解肛门部括约肌，以防止术后痉挛疼痛。手术结束前，可根据患者具体情况，酌情采用肛周皮下美蓝神经阻滞术，亦可较大程度地缓解术后疼痛，但是应严格注意神经阻滞剂的浓度，以防直肠阴道瘘、"人造瘘管"等医疗事故发生。

3）术后：术后的患者，多为气血亏虚，血行不畅。这时候，张东岳教授的经验就是补血和血，滋肾润燥，消肿定痛，通窍散瘀，理气疏滞，方用术顺安加减。具体方药如下：

当归20 g，肉苁蓉30 g，青葙子15 g，乳香10 g，薄荷6 g，石菖蒲9 g，乌药9 g，麝香0.3 g。

以上诸药，研末，敷膏，贴脐。该方多肛门直肠病手术后。用以理气活血，消肿止痛，散瘀疏滞，润肠通便。

方中归、葙、蓉补血和血，滋肾润燥，清火涤热，为君药；乳香、薄荷消肿，定痛，为臣药；石菖蒲、乌药、麝香通窍散瘀，理气疏滞，为佐使药。以上诸药相伍，具有上述功能。用以研末、敷膏、贴脐，治疗肛门直肠病手术后。具有养阴涤热、宣通疏滞、消肿止痛、润肠通便的功能，疗效迅捷。如鼓应桴，如响应声，立竿见影。

（3）术后创面愈合不良。

如果患者术后出现了创面愈合不良，甚至久不收口，张东岳教授则责之于脾胃功能不佳，气血生化乏源。脾胃为后天之本，胃居膈下，位于中焦，与脾同为上下升降之枢纽，升其清而降其浊。据《黄帝内经》"虚者补之""损者益之"，张东岳教授将自己的辨证思路总结为："益气健脾，补养气血，和中开胃，促使疮愈。"

方用"疮愈安"加减。其方药组成如下：

当归15 g，党参20 g，黄芪30 g，苍术30 g，白术30 g，金银花30 g，土茯苓30 g，萆薢15 g，白芍15 g，皂角刺10 g，桔梗12 g，炒麦芽20 g，陈皮12 g，甘草6 g。

水煎，内服，每日1剂，分两次服。

方中参、芪、归、芍益气健脾，补养气血，消肿托毒，治诸虚百损，一切气衰血虚之证；白术、苍术健脾益胃，燥湿和中，解郁辟秽，治湿痰留饮、脾湿下流、滑泻肠风、淋浊带下；金银花、土茯苓、萆薢清热解毒利湿，治痈疡肿毒、梅毒淋浊、失溺恶疮；皂角刺辛温善开，搜风，拔毒，消肿，排脓，治痈肿疮毒，内发外发、欲破未破者；桔梗、陈皮开提肺气，为理气之珍品，顺气，消痰，去郁，排脓；麦芽开发胃气，宣五谷味，和中消食开胃，善于消化，通利二便；甘草和中缓急，调和诸药，解百毒。以上诸药相伍，具有上述功能，治疗前述诸病，疗效甚佳。

4.体会

环状混合痔病因未明确，主要诱因有慢性便秘或腹泻、饮食或生活习惯因素、劳累或全身情况等因素。其中顽固性的慢性便秘是痔患手术后复发的重要因素。若能有效地治疗便秘，将可大大改善远期疗效。

我们在治疗环状混合痔时，高度重视患者的便秘和便秘史情况。针对环状混合痔合并便秘的患者，在术中，我们采用"外剥内扎留双桥术"处理环状混合痔的同时，可视情况为患者进行肛门内括约肌侧切术，从而治疗"环状混合痔并顽固性便秘"患者，主要是针对病理改变导致的"痔核脱出""排便费力"两大主症。一方面，以外剥内扎留双桥术去除环状混合痔的痔体，使直肠肛管通达顺畅；另一方面，行肛门内括约肌侧切术，使原来因慢性炎症而呈持续痉挛状态的肌环得以松解，肌力恢复正常，打断了原来"肛门炎症—痛—不敢排便—粪便硬结—加重肛痛"的恶性循环，取得显著疗效。对环状混合痔并顽固性便秘具有"标本同治""治防兼顾"之功。

在非急性期和手术后期治疗中，则按辨证施治的原则，结合张东岳教授的学术经验，在选定基础方后，据病情加入生白术30~60 g治疗便秘，取得了很好的疗效。值得指出的是，慢性便秘的治疗是一项较为长期的工作，在临床治愈后，患者在以后的1~3年内，都可能出现不同程度的复发，此时务必及时调治1~3周，才能达到使患者病情长期缓解直至痊愈的目的。

二、张东岳教授学术思想与经验传承——直肠脱垂

付继勇

脱肛，又称为"人州出""截肠症"，指肛管、直肠甚至部分乙状结肠下降移位，脱出肛外的一种疾病。在肛肠疾病中发病率约为2%，随着人们生活水平的提高，发病率呈逐渐下降趋势，但直肠黏膜内脱垂相对多见。

现代医学认为，本病发病原因大致有以下几个方面：小儿骶骨曲尚未发育完善；肛门括约肌无力；肛管直肠环损伤；骶尾神经损伤；导致腹压增加的其他疾病等。长期发展致使盆底肌和肛管松弛，失去支撑作用，当乙状结肠、直肠附着点被反复下拉，韧带松弛，即导致肛管直肠脱垂的发生。

中医学对本病的认识较早，在《五十二病方》中已有描述，脱肛病名首见于《神农本草经》，后世对病因病机多有阐述，如《难经》曰："病之虚实，入者为实，出者为虚。肛门脱出，非虚而何？"孙思邈《备急千金要方》曰："若腑伤寒，则肛门开大行洞泄，肛门凸出，良久乃入。"《医学入门》曰："劳倦房欲过度及产育用力，久痢，久泻、小儿呼叫耗气，俱有此证。"《疡科心得集》云："老人气血已衰，小儿气血未旺，皆易脱肛。"故中医学对本病的病机主要为气血不足，脏腑虚损，气虚下陷，升举无力，失于固摄，导致脱肛。在治疗方

面积累了丰富经验，也提出了治法及方药，如《景岳全书》曰："大肠与肺为表里，肺热则大肠燥结，肺虚则大肠滑脱，此其要也。"《外科选要》曰："必先固脾，次行托药，谓本立而道生。"《本草纲目》曰："五倍子、白矾各半两，为末，顺流水丸梧子大，每服七丸，米饮下。治五痔及肠风脱肛。"

全国名老中医张东岳教授在继承先贤思想经验的基础上，对本病进行了深入研究，并多有创新，认为本病由于先天禀赋不足、久病体虚、产育过多、年老体弱、外伤等，致气虚固摄不能，中气下陷，直肠滑脱不收，日久及肾，是为难治。在治疗上既需重视整体，又要照顾局部，既要内治，又要外治，斯能痊愈。将脱肛辨证分为四型：湿热下注型、气虚下陷型、气血两虚型、肾气不固型。提出五大法宝治脱肛：针灸法、浴洗法、服药法、注射法、手术法。现简述如下。

1.针灸法 （三穴四针法）

取穴百会、长强、提肛（双侧）。强刺激，急捻转，可配合电刺激，留针20~30分钟，每日1次。

2.浴洗法

（1）休马汤（东岳方）。

方药：蚤休30 g，马齿苋30 g，芒硝30 g，大葱60 g，石榴皮30 g，乌梅15 g，韭菜60 g。

水煎，坐浴，每日2次，每次20~30分钟。

（2）灵通汤（东岳方）。

方药：生甘草20 g，土茯苓30 g，薄荷10 g，五倍子15 g，芒硝30 g，白矾10 g，红花15 g。

水煎，坐浴，每日2次，每次20~30分钟。

用于脱出直肠有充血、水肿者。

（3）梅五汤（东岳方）。

方药：乌梅15 g，五倍子15 g，草河车30 g，生甘草20 g。

水煎，坐浴，每日2次，每次20~30分钟。

（4）甘参汤（东岳方）。

方药：苦参、黄芩、黄连、甘草、荆芥、赤芍、车前子、白茅根各15 g。

水煎，坐浴，每日2次，每次20~30分钟。

用于脱出肠管有水肿、溃疡、糜烂流水者。

（5）脱福康（东岳方）。

方药：乌梅15 g，五倍子15 g，石榴皮30 g，白矾10 g，红花15 g，防风20 g，生甘草20 g，金樱子10 g，乳香20 g。

水煎，坐浴，每日2次，每次20~30分钟。

用于脱出肠段无溃疡者，可单独使用，以助其升提，回纳康复。

3.服药法

（1）湿热下注型。

症状表现：大便时直肠脱出肛外，甚或嵌顿，红肿疼痛，肛门坠胀，热泻或便秘，口渴喜饮，面赤唇红，舌质红、苔黄腻，脉弦数。

治法：清热利湿。

方药：萆薢渗湿汤。

萆薢30 g，生薏苡仁30 g，牡丹皮15 g，黄柏12 g，茯苓18 g，泽泻15 g，通草30 g，滑石30 g。

水煎服，每日1剂，分两次服。

加减：可重用牡丹皮以清热凉血，活血化瘀；黄柏以清膀胱湿热，泄肾经相火，解毒疗疮，加强清利湿热的效力。

（2）气虚下陷型。

症状表现：直肠脱出肛外，一般能自行还纳，或需手托复位，在咳嗽、劳累或腹压增大时即脱出，面色、口唇多淡白，气短，倦怠，舌淡胖、边有齿痕、苔少，脉弱。

治法：补中益气，升举固脱。

方药：补中益气汤。

黄芪30 g，甘草9 g，党参30 g，当归24 g，橘皮12 g，升麻12 g，柴胡9 g，白术30 g。

水煎服，每日1剂，分两次服。

（3）气血两虚型。

症状表现：直肠脱出，多需手法复位，面色萎黄，气短懒言，频自汗出，乏力纳差，心悸健忘，舌质淡，脉细弱。

治法：补中益气，健脾养血。

方药：八珍汤。

党参30 g，黄芪30 g，白术30 g，茯苓18 g，当归24 g，白芍24 g，熟地黄30 g，升麻12 g，乌梅15 g，甘草9 g。

水煎服，每日1剂，分两次服。

（4）肾气不固型。

多见于年老体弱、久病体虚、多产妇女、久泻滑脱者，直肠滑脱不收，肛门收缩无力，甚至呈开张状态，形体消瘦，腰膝酸软，神疲乏力，舌质淡，脉沉细。

治法：补脾温肾，涩肠固摄。

方药：芪仁固脱宝（东岳方）。

生黄芪30 g，党参20 g，焦白术30 g，当归15 g，益智仁30 g，补骨脂30 g，干枝梅10 g，五味子10 g，升麻10 g，枳壳10 g，砂仁12 g，陈皮12 g，甘草6 g。

水煎服，每日1剂，分两次服。

4.注射法

（1）直肠黏膜下注射。

1∶1消痔灵注射液，于直肠黏膜下纵行柱状注射或网状注射，每次10～15 mL。

（2）直肠周围三间隙注射。

50%葡萄糖注射液，沿肠壁分别注射于两侧骨盆直肠间隙及直肠后间隙，每次用量，小儿15～30 mL，成人30～60 mL。

5.三联手术法

适应证：二、三度直肠脱垂伴有括约肌松弛者。

（1）柱状结扎。

取截石位，麻醉成功、术野消毒后，于1、5、9点（避开3、7、11点）自齿状线上方的直肠黏膜起始至直肠脱垂的返折部，分别用大弯钳纵行夹起固定，钳下以大圆针重叠缝扎，注意勿使直肠狭窄。

（2）硬化剂注射。

黏膜下注射：钳下注射1∶1消痔灵注射液，以黏膜饱满苍白为度。

三间隙注射：用50 mL注射器抽取50%葡萄糖液或消痔灵注射液，分别于3、6、9点距肛缘约1.5 cm处垂直进针，穿过肛提肌后，食指在直肠内引导，确定针头在直肠壁外，与直肠平行，进针7 cm左右，缓缓退针注药，每个间隙注药量控制在

20 mL左右。

（3）肛门环缩。

重新消毒，于肛管括约肌间沟水平（6点位）做一小切口，深达内括约肌层面，以大圆针带丝线或可吸收线在此层面潜行环绕一周，自切口引出，收紧打结，食指伸入肛内指示，以直径一指余为度，剪去多余线后缝合切口。术后每日消毒，预防切口感染。

张东岳教授将三联手术法的作用机理总结为四句话：

结扎除滑脱，注射使粘连，环缩医失禁，脱肛病愈痊。

体会：脱肛属于虚证，脱出嵌顿时局部辨证为实证，所以既要有全身辨证，又要有局部辨证。平时预防便秘或腹泻等导致腹压增大疾病发生，脱出后要及时还纳，以防嵌顿，锻炼提肛，运用多种方法综合治疗，不可偏执，如手术后仍应中药、针灸后续治疗，中医辨证以脾虚为主，日久及肾，故治疗时宜健脾升提，温肾固涩。我们学习继承张东岳教授治疗脱肛病的学术思想和治疗经验，注意内外治结合，多种治法配合应用，临床效如桴鼓，几无失败，在此加以总结，不当之处，望同道多多指教。

三、张东岳教授学术思想与经验传承——便秘

周艳阳

张东岳教授是我国著名中医肛肠外科专家，全国名老中医，全国第三、四批老中医药专家学术经验继承工作指导老师，从事中医肛肠外科医教研工作半个多世纪，熟读经典，擅长治疗肛肠外科疑难疾病，尊崇脾胃学说，对便秘病的治疗有独到见解，疗效确切。本人有幸从师学习，入列门墙，颇多受益，现就张老治疗便秘的学术思想及经验作以浅析，不当之处，望不吝赐教。

1.对便秘的学术认知

便秘是临床常见病之一，也是一种疑难疾病，随着社会的发展，人民群众生活质量的提高，其发病率呈增高趋势，其危害之大越来越受到医学界的重视。祖国医学对便秘病的治疗有大量的文献记载，《素问·六节脏象论篇》："脾、胃、大肠、小肠、三焦、膀胱者，仓廪之本，营之居也，名曰器，能化糟粕，转

味而出入者也"；《灵枢·营卫生会》曰："故水谷者，常并居于胃中，成糟粕而俱下于大肠"；《灵枢·灵兰秘典论篇》云："大肠者，传导之官，变化出焉。"正常情况下，人体处于"阴平阳秘"的平衡状态，消化功能正常，若打破这一平衡则可能出现便秘。

《丹溪心法·燥结》曰："邪入里则胃有燥粪，三焦伏热，则津液中干，此大肠挟热然也。"故凡阳盛之体，外感风热，耗伤阴津，或热病之后，余热不清，留恋于胃肠，耗伤津液，均可导致大肠燥结而便秘。

五脏之中，与气机关系最为密切的是肺、脾、肝三脏，肺气宣降，肝气疏泄，气机的升降出入，均有赖于脾胃的中枢作用，若忧愁思虑，情志不舒，或久坐、久卧，三脏功能失调，皆可阻滞大肠气机，使升降失调，传导失司而致便秘。张教授尤为推崇清代陈士铎《石室秘录·腑治法》："大便闭结者，人以为大肠燥甚，谁知是肺气燥乎？肺燥则清肃之气不能下行于大肠。"

便秘虽表现为大便干结，或不干结，但排出不畅，或便不尽感，腹部胀满，甚至干呕、口臭等，貌似实证，但张教授认为，久病多虚，长期便秘以虚证为主，多为气血亏虚、脾肾不足，属虚中夹实。年老体衰、久病体虚等先后天因素多造成气虚血亏津少，大肠失于濡润和鼓动无力，而导致便秘。清代李用粹《证治汇补·秘结》曰："虽有热燥、风燥、火燥、气血虚燥、阴结阳结之不同，要皆血虚所致，大约燥属肾，结属脾，须当分辨。"

近年来，泻药性便秘的发生率越来越高，而滥用泻药的结果是使便秘症状更加严重。现代医学研究认为滥用泻药对肠神经系统造成不可逆性损伤，治疗棘手。张老师对该病进行了长期系统观察，认为属"虚秘"范畴，属肺、脾、肾三脏虚损，因便秘而过用寒凉苦伐药物，长期攻下而伤阳所致。《景岳全书·杂证谟·秘结》指出："大便本无结燥，但连日或旬日欲解不解，或解止些须而不能通畅，及其既解，则仍无干硬。凡此数者，皆非火证，总由七情、劳倦、色欲，以致阳气内亏不能化行，亦阴结之属也。"确立了宣肺健脾温肾、理气润肠通便的治则，取得满意疗效。

总之，张教授认为，便秘的发生初起以实证为主，但长期便秘以虚证多见，宜补虚通便，不宜滥用下法。

2.分型论治

张东岳教授依据便秘的病因病机特点，提出祛浊、补虚、行气为治疗便秘的基本大法，将便秘分为如下几型论治。

（1）热盛津亏型。

症状表现：大便干结，腹部胀满，小便短赤，口干口臭，面赤身热，烦躁，舌质红、苔黄燥，脉象滑数。

治法：清热泻火，润燥软坚，荡涤热结燥屎，滋阴生津，润肺宽中，消积除满。

方药：热秘痊（东岳方）。

枳实12 g，芒硝10 g，厚朴12 g，大黄10 g，当归15 g，白芍15 g，桃仁10 g，麦冬15 g，生地黄20 g，黄芩12 g，桔梗12 g，莱菔子20 g，甘草6 g。

水煎服，每日1剂。

（2）气机郁滞型。

症状表现：大便不畅，欲解不得，甚则少腹作胀，嗳气频作，伴有胸胁胀痛，纳食不香等，舌质瘀暗，舌苔白，脉弦。

治法：升清降浊，理气行滞。

方药：宣达散（东岳方）。

苏子12 g，陈皮12 g，前胡10 g，莱菔子20 g，制半夏10 g，肉桂6 g，厚朴10 g，当归15 g，瓜蒌仁20 g，甘草6 g，生姜3 g，枳壳12 g。

水煎服，每日1剂。

（3）血虚肠燥型。

症状表现：大便干结，状如羊粪，数日不解，或肠内容物过少，多日无便意，伴口干少津，神疲纳呆，舌淡胖、苔少，脉细数。

治法：补血养血，强阴益髓，补肾壮阳，理气健脾，消满除胀，散瘀止痛，涤垢开郁，润肠通便。

方药：秘宝康（东岳方）。

全当归15 g，肉苁蓉30 g，何首乌30 g，杭白芍20 g，槐米20 g，火麻仁15 g，郁李仁15 g，柏子仁15 g，瓜蒌仁15 g，炙杏仁15 g，锁阳15 g，陈皮12 g，莱菔子20 g，焦三仙各15 g，甘草6 g。

水煎服，每日1剂。

（4）脾肾亏虚型。

症状表现：大便秘结，无便意或虽有便意而努挣乏力，便后疲乏不堪，面色无华，时有头晕、心悸，小便清长，畏寒肢冷，舌质淡、苔白润，脉沉迟。

治法：补脾益肾，培元通便。

方药：煦晖培元丹（东岳方）。

当归15 g，白芍20 g，何首乌30 g，女贞子15 g，锁阳15 g，韭子12 g，熟地黄20 g，桃仁10 g，火麻仁15 g，莱菔子20 g，甘草6 g，生白术30 g，仙灵脾12 g。

水煎服，每日1剂。

（5）肺脾肾亏虚。

症状表现：长期服用泻药，泻药用量逐渐加大，效果越来越差，大便数日不排，无便意或虽有便意而努挣乏力，排便量少，伴胸胁胀满，食欲减退，烦躁，舌质淡胖、苔黄腻，脉弱。

治法：宣肺健脾益肾，滋阴养血润肠。

方药：畅尔舒（东岳方）。

生白术30 g，生黄芪30 g，何首乌30 g，全当归15 g，肉苁蓉30 g，瓜蒌仁15 g，杏仁12 g，陈皮12 g，锁阳15 g，桔梗12 g，紫菀10 g，枳实15 g，槟榔15 g。

水煎服，每日1剂。

3.治疗特色

（1）顾护脾胃。

张东岳教授在临床中非常重视脾胃，认为脾胃居中焦，主一身气机调畅，同时为后天之本，主升清降浊，浊气不降则气机不和，大肠不能传导糟粕，发生便秘。故在治疗时重视健运脾胃，喜用生黄芪、生白术、当归。张东岳教授认为黄芪乃补气之圣药，大补脾肺之气，鼓动大肠传导；白术健脾益气，用于腹胀纳呆最效，现代研究认为能够调整胃肠运动功能；当归补血活血，润肠通便，治疗肠燥便难，三药合用，补气养血，俾五脏调和，肠润便通。理气药中尤善用炒麦芽，麦芽为谷物精华，功能健脾和胃、疏肝行气，治疗食积不消、脘腹胀痛有良效。

（2）重视阳气。

张景岳《景岳全书·传忠录·辩丹溪》中曰："凡阳气不充，则生意不广，而况乎无阳乎。故阳惟畏其衰，阴惟畏其盛，……凡万物之生由乎阳，万物之死亦由乎阳，非阳能死物也，阳来则生，阳去则死矣。"在《景岳全书·杂证谟·秘结》中又曰："凡下焦阳虚，则阳气不行，阳气不行则不能传送，而阴凝于下，此阳虚而阴结也。"

医源性损阳主要指过度地使用寒凉药物，或汗、吐、下法，误治、失治，以及祛邪过度而损伤阳气。临床上大部分便秘患者均有长期服用三黄片、黄连上清丸、番泻叶等病史，易损伤阳气，故张东岳教授在处方时善用锁阳、韭子以强阴益髓，补肝肾，润肠燥，安五脏，养精神。

（3）反对滥用下法。

《黄帝内经》首创便秘的治疗原则，《素问·阴阳应象大论篇》曰："其实者，散而泻之"，"其下者，引而竭之"，"中满者，泻之于内"。明代龚廷贤《寿世保元·大便闭》也指出："燥者润之，涩者活之，闭者通之，寒者温之，热者清之。"明代方隅在《医林绳墨·秘结》中特别提出了攻下的适应证"秘不可通，通则不利；结不可下，下不可妄投，如脉实大或沉而有力方下"。"皆须详察虚实，不可轻用芒硝、大黄、巴豆、牵牛、芫花、大戟等药及承气、神芎等剂，虽今日暂得通快，而重虚其虚，以致根本日竭，则明日之结必将更甚，愈无可用之药矣"。张老特别认同上述观点，反对滥用下法，强调治"本"，在大肠"以通为顺""以补为通"的治则基础上，运用宣肺、疏肝、健脾、温肾等法，达到通便的目的，临床上常可收到奇效，充分体现了张老师整体辨证之学术思想。

4.体会

便秘为常见病、疑难病，治疗时在遵循"以通为顺"的治则基础上，灵活运用宣肺开窍、健脾温肾、补血滋阴等治法，辨证施治，不可一味攻下、不知变通。同时，本病与情志变化也有一定关系，治疗宜因人而异。本病一般病程较长，收效后应坚持服药1~3个月，症状能大部缓解或消失，但部分病例停药后仍有复发，故应注重宣教，加强患者对本病的认识，除一般生活调理外，一定时间段内要规律服药，忌用含泻剂成分的药物，以免"重虚其虚"。

四、张东岳教授学术思想与经验传承——溃疡性结肠炎

张宇翔

张东岳教授从医50年来，大力弘扬中医药事业，对中医肛肠外科学的发展起到了推动和创新的作用。教授在临床实践中注重中西医结合，即中医辨证与西医辨病相结合、宏观辨证与微观辨证相结合，取长补短，综合治疗。

张老认为，溃疡性结肠炎为常见病、多发病，具有发病隐匿、病情缠绵、治疗效果差、易于复发等特点。在治疗上应充分发挥中医药优势，以中医理论为基础，以辨证论治为指导，紧扣中医病机立法、选方、遣药，如此则疗效卓越。

1.对溃疡性结肠炎的学术认知

溃疡性结肠炎是一种病因尚不明确的特发于直肠和结肠的炎症性肠病，主要侵犯黏膜层和黏膜下层，常形成糜烂、溃疡。主要症状表现为腹泻、腹痛、黏液脓血便和里急后重。病程漫长，病情轻重不一，常反复发作，治愈难度大，被世界卫生组织列为现代难治病之一。溃疡性结肠炎在中医文献中虽无对等的病名，但根据其腹痛、腹泻、黏液脓血便、里急后重等临床表现，张东岳教授认为祖国医学所称的"肠澼""泄泻""下利""滞下""久痢""休息痢"等颇与本病相似。

中医学认为，溃疡性结肠炎的病因多为饮食不节，脾失健运，水化为湿，谷反为滞，湿滞内停；或起居不慎，外邪乘虚而入，损伤脾胃，内外相加，导致湿热蕴结肠道；或因情志所伤，脾虚肝旺，肝脾不和，肝气乘脾而发；或因久泻耗伤阳气，脾肾阳亏，关门不固。张东岳教授认为，本病的发生与发展，在外因方面，与湿邪的关系最为明显，多因湿邪侵入脾胃所致，即所谓"湿盛则濡泻"，"湿多成五泄"；湿为阴邪，易困脾阳，脾失运化，清浊不分，而发泄泻。在内因方面，与脾肾关系较密切，所谓"泄泻之本，无不由于脾胃"，"得此证者，或因于内伤，或感于外邪，皆能动乎脾湿"；脾主运化，喜燥恶湿，脾病则运化失常，肠道分清泌浊、传导功能失司，水湿内停，气血凝滞，邪壅肠中，与肠中腐浊之气相搏，而发泄泻。泄泻日久，脾阳不足，水谷精微输布失常，损及肾

阳，肾阳不足，则命门火衰，脾土失于温煦，运化失司，泄泻复作。正所谓"愚按痢之为证，多本脾肾，然而尤有至要者，则在脾肾两脏……是知在脾者病浅，在肾者病深"。

溃疡性结肠炎起病或急或缓，证候错杂。张东岳教授认为，本病急性期以湿盛、湿热为主。慢性期以脾虚、脾肾两虚为主。此外，久泻之后，湿热未清，蕴结心脾，上炎口舌，而致舌糜生疮。亦有因久泻后，脾伤不复，或泄泻长期反复发作，脾气虚弱，不能输化水谷精微，化生气血，就可导致面黄肌瘦的贫血症。若湿热和寒湿侵袭脾胃，流窜经络关节，可发为风湿性关节炎，此皆为本病中的变生证。

2. 辨证论治

溃疡性结肠炎具有多因性和虚实夹杂的特点。张东岳教授认为治疗本病应辨证论治和辨病相结合，并要把握病情演变规律，整体与局部并举，宏观与微观互参，病证结合，标本兼顾。根据其病因病机、发病特点及参阅各家学说，张东岳教授结合临床，将本病分为六型。现分述如下。

（1）脾虚夹湿型。

症状表现：初期或发作时，腹痛腹泻，里急后重，便次增多，便带脓血，胸闷纳呆，面色萎黄，周身乏力，舌淡苔腻，脉滑数或濡软。肠镜检查：见肠黏膜充血、水肿，部分区域花斑样改变（红白相间），血管纹理模糊不清。

治法：健脾除湿。

方药：肠健平（东岳方）。

党参20 g，焦白术20 g，茯苓15 g，薏苡仁30 g，白扁豆30 g，山药30 g，砂仁15 g，莲子30 g，陈皮12 g，乌药10 g，桔梗12 g，甘草6 g。

用法：水煎服，每日1剂，分两次服。

（2）湿热蕴结型。

症状表现：腹胀脘闷，腹痛即泻，里急后重，大便不爽，粪便黄褐或赤白相杂，肛灼气秽，小便短赤，烦热口干，舌苔黄厚腻，脉濡滑而数。肠镜检查：见肠黏膜充血、水肿明显，有点状出血，肠腔内有较多灰黄色稠厚黏液。

治法：清热解毒利湿，调气行血化滞。

方药：肠清舒（东岳方）。

白头翁30 g，黄连10 g，黄柏12 g，秦皮10 g，土茯苓30 g，车前草30 g，当归

15 g，白芍20 g，槟榔10 g，焦三仙各15 g，炒枳壳12 g，广木香6 g，陈皮12 g，甘草6 g。

用法：水煎服，每日1剂，分两次服。

（3）血瘀肠络型。

症状表现：泄泻不爽，有虚急感，腹部疼痛，痛有定处，按之痛甚，面色暗滞，舌边暗红或有紫斑，口干不欲饮，脉弦涩。肠镜检查：见肠黏膜色泽暗红、充血、水肿，血管纹理增粗或稍增粗，随临床症状的加重，以上症状亦逐渐加重。

治法：活血化瘀，理气通络。

方药：理肠宝（东岳方）。

当归15 g，赤芍12 g，桃仁12 g，丹参30 g，滑石30 g，厚朴15 g，肉豆蔻15 g，木通10 g，淡竹叶9 g，杏仁12 g。

用法：水煎服，每日1剂，分两次服。

（4）脾肾两虚型。

症状表现：病程迁延日久，肠鸣腹泻或便中夹有黏液，或黏液血便。腹泻多在黎明之前，泻后则安，形寒腹冷，面色㿠白，腰膝酸软，健忘失眠，舌淡苔白，脉沉细无力。肠镜检查：可见肠黏膜色泽较淡、充血水肿，可伴有胶冻样分泌物。

治法：温补脾肾，涩肠止泻。

方药：肠怡舒（东岳方）。

当归12 g，党参15 g，炒白术15 g，罂粟壳6 g，肉桂6 g，白芍12 g，补骨脂30 g，五味子12 g，吴茱萸12 g，制附子10 g，广木香6 g，诃子肉15 g，肉豆蔻15 g，炙甘草6 g。

用法：水煎服，每日1剂，分两次服。

（5）肝脾不和型。

症状表现：患者烦躁易怒，每因情志变化而发作或病情加重，伴有脘腹胀闷，嗳气食少，肠鸣腹痛，大便泄泻，泻必腹痛，便中夹有黏液脓血，舌苔薄白，脉弦缓。肠镜检查：见肠黏膜明显充血、水肿，肠腔内分泌物较多，血管纹理不清，可见散在浅表溃疡，触之易出血。

治法：柔肝健脾，止泻止痛。

方药：肠舒安（东岳方）。

白术20 g，杭白芍20 g，陈皮12 g，防风12 g，广木香6 g，黄连16 g，柴胡12 g，丹参20 g，炙黄芪30 g，吴茱萸12 g，茯苓20 g，炒麦芽20 g，生甘草6 g。

用法：水煎服，每日1剂，分两次服。

（6）气血两虚型。

症状表现：结肠炎日久不愈，正气损伤，津液亏耗，形成气血两虚。症见面色无华，纳食减少，宿滞不化，心悸怔忡，失眠健忘，倦怠嗜卧，临厕腹痛里急，得温痛减，按之稍舒，时泻时止，便带黏液，或见赤色。舌质淡、苔白腻，脉细弱。肠镜检查：见肠黏膜水肿，色淡苍白，有浅表小溃疡，肠黏膜质脆易出血，肠腔内有白色稀薄黏液。X线钡剂灌肠检查：可见结肠袋变浅或消失，结肠呈锯齿状改变（细小浅表溃疡），肠壁僵硬扩张不良，假息肉形成，结肠缩短变窄。

治法：补益气血，佐以化滞。

方药：肠炎康（东岳方）。

全当归20 g，潞党参20 g，炒白术20 g，生黄芪30 g，龙眼肉15 g，炒枣仁20 g，远志12 g，焦三仙各15 g，陈皮12 g，阿胶珠30 g，广木香3 g，白及20 g，补骨脂30 g，云茯苓15 g，甘草6 g，马齿苋30 g。

用法：水煎服，每日1剂，分两次服。

加减法：腹痛甚者，可酌情加维力通片，每次3粒，每日3次，或服龙血竭胶囊，每次3粒，每日3次；或用致康胶囊，每次3粒，每日3次；或用七厘胶囊，每次2~3粒，每日1~3次。

3. 治疗特色

（1）内外同治，标本兼顾。

张东岳教授认为中药局部用药，可使药物直达病所，有效成分直接在肠道吸收，从而提高病变部位的药物浓度，同时可以保护肠道溃疡面，改善局部血运，促进溃疡愈合；而且局部给药可以避免肝脏的首过效应，防止或减少药物在肝脏被破坏及胃肠消化液、消化酶对药物的破坏，使药物的利用度得到了充分发挥。

由此，张东岳教授在临床工作中，研制出溃疡性结肠炎保留灌肠方"肠腑安"：

苍术15 g，白术15 g，当归尾10 g，茯苓15 g，地榆15 g，白及20 g，马齿苋

30 g，天龙6 g，海螵蛸10 g，金不换3 g，冰片3 g。

用法：水煎，保留灌肠，每日1次，每次灌注药量可达50～100 mL，最多可至200 mL，根据病变侵犯肠段情况而定，药量大者可用吊瓶点滴法注入。

运用此方灌肠，可健脾除湿，解郁辟秽，散结消肿，止痛止血，化腐排脓，敛溃生新，泄泻康平。

同时，创立了溃疡性结肠炎贴脐方"春晖止泻宝"：

潞党参20 g，焦白术30 g，炒白芍20 g，五味子12 g，诃子肉12 g，肉豆蔻12 g，吴茱萸6 g，补骨脂30 g，炮干姜6 g，肉桂10 g，广木香6 g，炙甘草6 g。

用法：诸药研末，加酒贴脐，间日一换。

此方贴脐，有健脾温中，暖肾助阳，散寒除湿，调气行滞，涩肠止泻，提脱陷，止滑泻之功效。

在溃疡性结肠炎的临床治疗中，使用中药口服配合保留灌肠及贴脐治疗方法，收到了很好的治疗效果。体现了整体调节与局部治疗相结合、辨病与辨证相结合的治病原则，为溃疡性结肠炎的治疗创立了新思想、新方法。

（2）顾护脾胃。

《景岳全书》云："泄泻之本，无不由于脾胃。"又云："脾强者，滞去即愈，此强者之宜清宜利，可逐可攻也。脾弱者，因虚所以易泻，因泻所以愈虚。盖关门不固，则气随泻去，气去则阳衰，阳衰则寒从中生，固不必外受风寒而始谓之寒也。""五脏之伤，穷必及肾。"张东岳教授认为本病初起以脾虚夹湿为主，进一步发展出现湿热蕴结大肠，损伤阳气，导致寒湿内停，并及于肾的疾病发生变化规律，提出湿邪、气滞、脾虚、肾虚贯穿于本病全过程的病机变化规律。在治疗上，张老认为初起多为实证、热证，方药宜祛邪为主，清热利湿，调气化滞，忌用收涩之品；同时基于本病发病大多有本虚标实之象，提出治疗本病要始终照顾脾胃，虽祛除湿邪，但不宜过用攻伐之品。疾病后期，多以脾肾阳虚为主，是谓"在脾者病浅，在肾者病深，肾为胃关，开窍于二阴，未有久痢而肾不损者，故治痢而知补降，非其治也"。同时指出，泻为湿盛，当责之为脾，故健脾当贯穿始终，但健脾切忌过于温补滋腻，以防助湿碍脾，使病情缠绵难愈。

（3）治未病。

溃疡性结肠炎的病变范围广泛，病程较长，治愈难度大。张东岳教授认为，本病因病久，不可能一朝而愈，患者日常的生活调摄在疾病的发展过程中具有重要作用。故而，根据多年临床经验总结出"肠炎泄泻五忌歌"：

一忌感受外邪伤，六淫之中寒湿最，困阻脾土运不畅，寒性凝结湿黏滞，气血糟粕互蒸酿，清浊不分混杂下，大便溏薄或水样。

二忌饮食太过量，辛辣肥腻应少尝，海腥生冷不洁物，食之可使脾胃伤，水反成湿谷反滞，精华之气输化障，气滞血瘀湿热蕴，合污下降泻作殃。

三忌情志不舒畅，恼怒忧郁小度量，肝失调达乘脾胃，脾胃受制运失常，郁结不解食难化，泻下赤白黏冻样。

四忌劳倦与内伤，久病缠绵脾胃损，胃纳脾运出碍障，水谷精微输运难，清浊混杂滞于畅，泄泻之病降身上。

五忌肾阳受伤损，二阴开合无保障，肾阳不足命火衰，脾不温煦运失常，水谷腐熟不容易，消化吸收亦不良，阳损必然阴气盛，寒极泄泻更嚣张。

4.体会

溃疡性结肠炎是发生在结肠、直肠的一种非特异性炎症，其病因尚未明确，感染是其中的一个可能原因，现代医学认为多与免疫因素有关。近年来在应用水杨酸类制剂的同时，提出了抑制免疫反应的生物治疗方法。但此病复发率高，且西药长期应用会有不同程度的副作用。本人在跟随张老师的学习中认识到，溃疡性结肠炎从病机来看，其标在湿，其本在脾；从脏腑功能的失调来看，其标在脾，其本在肾。湿邪内蕴，脾胃传导失司，运化失调，大肠传导功能紊乱，邪壅肠中，而发本病。久病失治，脾阳不振，脾病及肾，肾阳不足，命门火衰，脾胃失养，运化失常，水谷不化，积谷为滞，湿滞内生，而发泄泻，如此造成恶性循环。因此，在治疗中，应注意辨病分期和辨证论治相结合：①急性发作期或活动期，当急则治其标。因其病机以湿邪为主，湿邪为标，脾肾气虚为本。湿毒不清，脾虚难复，故当利湿为主、健脾止泻为辅。②间歇发作期以虚实错杂为主，其病机乃脾虚湿盛，寒热虚实矛盾交错，临床以湿热停滞、脾肾两虚证多见。治疗应标本兼治，既补益脾肾，又要祛除湿邪，同时注意调理气血，所谓"行血则便脓自愈，调气则后重自除"。③慢性静止期或缓解期以脾肾两虚为本、湿困瘀阻为标。久泻及肾，故当健脾温肾，辅以祛湿化瘀，方可正盛邪却，疾病向愈。

张老经常教导弟子，要重视辨证。由于患者就诊时的病期不同，病情轻重不等，个体差异悬殊，因而需进行细致的辨证，尤需掌握寒、热、虚、实之主次，作为拟定治法及选方用药时参考，才能取得较好的疗效。由于本病的病因未完全明确，尚无特效疗法，因而有目的地综合治理，采用中药口服辅以保留灌肠以及贴脐治疗，结合日常生活调摄，扶正祛邪，提高机体卫外防御功能，即所谓"正气存内，邪不可干"，以控制疾病发作，缓解病情，减少复发。

五、张东岳教授学术思想与经验传承——针灸疗法在中医肛肠科中的地位和作用浅析

陈立平

针灸学是我国传统医学的重要组成部分，数千年来为中华民族的繁衍昌盛做出了重要贡献。近20多年来，世界卫生组织（WHO）在倡导、推广针灸学方面做了积极而有成效的工作，国际的交流日益频繁。针灸学现已成为一门世界通行医学。

中医肛肠科是以手术为主的中医外治科室，但中药和针灸应该是其重要且不可缺少的组成部分。近年通过多学科的大协作，深入研究了针灸治病原理，证明针灸对机体各系统功能有调整作用，能增强机体的抗病能力。

针灸疗法在中医肛肠科中的作用如下。

（1）治疗术后并发症：①术后疼痛。②术后尿潴留。③术后胃肠功能紊乱。

（2）治疗功能性便秘：①慢传输性便秘。②出口梗阻性便秘。

（3）治疗溃疡性结肠炎。

1.针灸疗法治疗肛肠病术后疼痛

肛肠病术后疼痛是同仁们都会遇到的棘手问题之一，这与肛门周围丰富的神经分布密切相关，我们已积累了丰富的镇痛方法，其中利弊不再赘述，这里主要说一下针灸镇痛。

针灸治疗术后疼痛的主穴：合谷、足三里。

针灸疗法治疗肛肠病术后疼痛的机制：针灸可以镇痛麻醉的机制，已经在现代医学研究上得到证实。研究发现，针从穴位上扎下去，人体内会自动产生一种脑啡肽类的物质，这种物质具有镇痛作用，而且人体自动产生的这种物质，虽然剂量很小，但由于它是内源性产生的，所以镇痛效果非常好，也不会造成药物依赖。另外，针刺还有局部消炎、改善循环和代谢等作用。

传统中医认为，各种原因导致的脏腑经络气血运行不畅，或瘀滞不行，或产生逆乱，或气机升降失常等气血运行障碍的病理改变，引起疼痛症状，即"不通则痛"的病机。针灸治疗通过对穴位的刺激和温煦起到疏通经脉、行气活血的作用，改善了病变部位的气血运行状态，从而改善了病痛处营养状态，恢复其正常的生理活动，即经络通畅，脏腑恢复相对阴阳平衡。

2.针灸疗法治疗肛肠病术后尿潴留

肛肠病术后尿潴留与腰麻引起膀胱神经失调，膀胱括约肌功能受到抑制，排尿反射障碍有关。针灸治疗术后尿潴留疗效确切，起效快，作用持久，主要选穴有：阴陵泉、三阴交、中极、秩边、膀胱俞。

3.针灸疗法治疗肛肠科术后胃肠功能紊乱

PPH、高位肛瘘挂线术等肛肠科手术后，患者出现呕吐、恶心、排便功能紊乱等不适症状，往往与手术牵拉肠管过度引起内脏神经反应过度，造成胃肠道功能紊乱有关。

针刺疗法对于平复闹腾的胃肠很有一套，主要取穴：足三里、太冲、三阴交、丰隆、内关。

4.针灸疗法治疗功能性便秘

便秘是现代社会的流行病，也是肛肠科的常见病。肛肠科现在开展的治疗方法主要有中西药物、生物反馈及手术治疗。针灸在治疗功能性便秘方面也有着显著的疗效，和以上方法联合应用，往往起到画龙点睛、相得益彰的作用。下面谈一点我在临床上的治疗经验，和大家分享（表1）。

表1 针灸治疗便秘穴位小结

便秘的分型	基本取穴
慢传输型便秘 （正面取穴为主）	足三里、上巨虚、丰隆、天枢、大横、气海、中脘、支沟、太冲、三阴交、关元、神阙
出口梗阻便秘 （反面取穴为主）	二白、大肠俞、肾俞、承山、臀中、长强、八髎穴（上髎、次髎、中髎、下髎）
混合型便秘	上述穴位交替使用，一天正面，一天反面，15天为一个疗程

针灸疗法治疗功能性便秘典型病例：

患者，马某，女，82岁，退休干部。1年前患者不明原因出现大便排出困难。大便干结，状如羊粪，数日不解，多日无便意，伴口干少津，神疲纳呆，不用药物无法排出大便，间断灌肠缓解。1个月前患者因饮食不慎，再次出现排便困难，来我院诊治。舌质淡胖、苔白腻，脉沉细。患者血脂较高并有脑梗病史4年。电子肠镜示：结肠黑变病（轻度）。诊断为：①便秘，血虚肠燥型；②眩晕病。给予秘宝康等中药口服治疗，配合生物反馈治疗1周，大便2~3日一行，质软，排出仍费力，患者心情烦躁、失眠多梦。遂增加针灸治疗，正面时气海增加温针灸；反面八髎穴用电针。2次治疗后，大便顺利排出，心情烦躁、失眠症状减轻。后连续治疗1个疗程（15次），大便每日1次，成形软便，排出顺利，不适症状完全消失。

5.针灸疗法治疗溃疡性结肠炎

实际上针灸的治疗作用是双向性的，既能刺激麻痹的肠道加快蠕动，也可使过于活跃的肠道"安静"下来；既能使紧张的肛门括约肌松弛下来，又能使过于松弛的肛门肌肉恢复紧实状态。故而针灸疗法不仅在治疗便秘方面有效，在治疗肠炎泄泻方面也效果显著。针刺法取足三里、中脘、天枢、脾俞，灸法取足三里、中脘、神阙。

督灸疗法治疗脾肾阳虚型溃疡性结肠炎：督灸，又名"铺灸""长蛇灸"，取患者督脉，从大椎穴至腰俞穴，灸料以调配的中药粉、生姜及陈艾绒组成。督灸通过长时间温灸患者督脉，起到补气生血、温阳散寒、扶正祛邪的作用，可有效提高机体免疫力。督灸疗法作用温和，艾灸时间长、火力大、面积大，发挥了中药、生姜、艾绒的协同作用，可治疗多种慢性疾病、虚寒性疾病及机体免疫力低下导致的体虚易感等，治疗时患者舒适无痛苦。

溃疡性结肠炎是以黏液脓血便为主要表现的一种肛肠科常见疾病，属于肠炎中比较严重的一种。患者往往失血日久损伤脾肾，导致气血两虚，可出现畏寒怕冷、关节酸痛、倦怠乏力等一系列病理表现，被医学界称为"不是癌症的癌症"，现代医学研究该疾病与患者自身免疫功能低下有关。西医的主要治疗药物是美沙拉嗪，中医以中药口服和中药保留灌肠并重。

督灸疗法治疗溃疡性结肠炎的作用机制如下。

（1）督脉总督一身之阳气，为"阳脉之海"，督灸作用于督脉上，对全身阳经气血起调节作用；刺激督脉及督脉上的腧穴，发挥经络"内连脏腑，外连肢节，沟通内外、运行气血、平衡阴阳、扶正祛邪"的经络效应和穴位信息效应，快速调整人体脏腑气血及免疫功能。

（2）生姜及督灸药粉的作用：生姜辛香走窜、祛风解表、温中止痛；督灸粉中所含温阳散寒、辛香走窜的药物，二者在艾绒大火力的作用下，通过皮肤、腧穴、经络迅速渗透入肌肤，通过神经调节装置及全身经络系统，不仅能够靶向给药，还能温补全身。

（3）艾绒是艾草的天然加工品，艾草为"百草之王"，能够通经活络、温阳散寒、活血化瘀、回阳救逆。外用于灸法，在燃烧过程中产生的热效应，借灸火的热力以及药物的作用，不仅穿透皮肤表面，而且能沿着经络系统传递至人体五脏六腑、四肢百骸。

督灸疗法治疗溃疡性结肠炎典型病例：

患者，董某，男，38岁，技工。2010年10月下旬无明显诱因出现黏液便、量少，每日1~2次，伴小腹部隐痛，排便时明显，未予重视。11月中旬上述症状加重，排脓血黏液便，每日5~7次，排便不净感，伴左下腹疼痛，排便后减轻，里急后重，乏力、纳差、腰膝酸软。舌质淡、苔白，脉沉细。门诊行肠镜示：降结肠、乙状结肠、直肠黏膜可见片状溃疡，大小约0.3 cm×0.3 cm，表面无苔，周围黏膜充血、水肿，以乙状结肠、直肠为重。诊断为"溃疡性结肠炎"。给予美沙拉嗪、灭滴灵、中药等药物治疗，半个月未见明显好转。遂给予督灸治疗，1次治疗后，大便脓血减少，每日1~3次，乏力、纳差、腰膝酸软症状减轻。后督灸治疗2个疗程（6次），症状完全消失，复查肠镜未见明显异常。

6.针灸治疗直肠脱垂

脱肛是指肛管、直肠和直肠黏膜突出于肛门外的疾病，好发于老年人、小儿、多产妇和久病体虚之人。

张东岳老师在长期的临床实践中总结出了"三穴四针"法来治疗直肠脱垂，使得一些轻症的脱肛患者免于手术之苦。具体取穴有：百会穴、长强穴、双侧提肛穴。长强、命门、次髎、大肠俞、承山、委中等为辅穴。

提肛穴：伏卧位，穴在肛门两侧，自中央旁开1.5寸，即3点、9点处为主穴，针刺1.5~2寸深，针尖向同侧腹股沟方向直刺，中等刺激，通电20~30分钟，患者有重度酸麻胀感，并向周围扩散。

针灸治疗脱肛有较好疗效，尤其对直肠回纳收效较快，但难以根治。如不能回纳者，必须将其推入肛内，以防嵌顿。局部感染、溃疡者可配合熏洗、敷药治疗。对病久、脱垂较重者也可采用综合治疗，如针刺配合灸法，或电针、耳针配合耳穴压丸等可提高疗效。

综上所述，古老而神奇的针灸疗法在肛肠科疾病的治疗过程中发挥着令人瞩目的作用，值得我们不断研究和探讨。

六、承古拓新永相续，培育英才传岐黄——不忘恩师情

张相安　张宇翔　周艳阳

张东岳教授于1959年考入河南中医学院，潜心医学，攻读岐黄，遍览古今医学名著，工于肛肠疾病的理论研究与临床诊疗五十余载。

我们从师10余年，每每被先生精湛的医术、高尚的医德所折服。先生学术严谨，经验丰富，"承古而不泥古"，在长期的临床实践中，善于总结，科学地把理论和实践结合起来。

行医需先做人，老师经常告诫我们，要竭尽全力解除患者的病痛，始终保持医者的圣洁和荣誉。

老师在学术上与时俱进，善于综合应用各家学说之长，从实践运用中提出新的论点和治法。如在治疗便秘方面，临证多以"脾肾为本"立论，重视顾护阳气，选药善用仁类，注重整体，在临床实践过程中，采用清热生津、理气行滞、补脾益肾、清热软坚、养血润肠等多种治法，逐渐形成了一整套治疗各型便秘的辨证论治体系。

老师在继承古法精髓的基础上每有创新，在诊疗过程中游刃有余，临证不拘古法，内服外用结合，方药随证加减，每获奇效。多年来研制使用并屡获效验的新方达六十余种，基本涵盖了肛肠疾病的所有病种。

老师作为我国中医肛肠著名专家，精于肛肠疾病的外科手术治疗，创立了多种新术式，如治疗环状混合痔的"分段结扎留桥术"、治疗复杂肛瘘的"开窗留桥术"、治疗陈旧性肛裂的"松解术"，以及治疗全层直肠脱垂的"三联法"等新术式，获国内同行的一致好评。

老师虽为肛肠科泰斗，但虚怀若谷，为人坦荡，从不故步自封，对弟子无私传授，为国家培养了一大批专科优秀人才和骨干力量，桃李满天下。现虽年事已

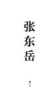

高，仍孜孜不倦，潜心研究学术，实为后辈楷模。

七、夕阳彩霞艳——记中医肛肠外科名家张东岳教授

李 真

《素问·五脏别论篇》曰："魄门亦为五脏使，水谷不得久藏。""魄门"为五脏之下极，传导糟粕，位隐而为关，对人体正常生理功能的维护至为重要。肛肠外科历史悠久，中医治疗肛肠疾病方术有法，疗效显著。张东岳教授从事中医肛肠外科工作50多年，以医术严谨、精益求精、多有创新而闻名。擅长各种肛肠疾病的诊断及内外科治疗，对多种常见大肠肛门疾病，如痔、肛瘘、肛裂、脱肛、溃疡性结肠炎、直肠癌、肛门直肠性病、各种便秘等肛肠常见病、疑难病有丰富临床经验。尤其在复杂性肛瘘、肛裂、直肠脱垂的治疗中，开创了"开窗留桥法""松解法""三联法"等多种手术方式，辅以内服外用中药制剂，取得良好效果并在全国推广应用。在便秘的中医药治疗中，"以通为顺"的治则为基础，运用宣肺理气、养血滋阴、健脾温肾等法则辨证施治，临床多有发挥，疗效显著。他博采众长，善于总结，勇于创新，编著《中西医结合肛肠病学》等多部著作和论文，很多都具有重要临床指导意义，为中医肛肠专业的发展做出了重要贡献。

（1）执简驭繁，阐释了脾虚湿盛是炎症性肠病发生的重要病因病机。《素问·阴阳应象大论篇》曰："湿胜则濡泄。"水谷精微不能化生，气滞血瘀，腐败化为脓血，久病及肾，脾肾两虚，虚实夹杂。本病临床表现复杂，局部病变常与机体整体症候表现不相符。张老凭借扎实的中医理论功底和自己多年的临床实践经验，总结出本病初起以脾虚夹湿为主，进一步发展出现湿热蕴结大肠、损伤阳气，导致寒湿内停，并及于肾的疾病发生变化规律，提出湿邪、气滞、脾虚贯穿于本病全过程的病机变化规律。在治疗上，张老认为初起多为实证、热证，方药宜祛邪为主，清热利湿，调气化滞，忌用收涩之品；同时基于本病发病大多有本虚标实之象，提出治疗本病要始终顾护脾胃，虽祛除湿邪，但不宜过用攻伐之品。特别是对病情复杂、病情缠绵的疑难病症，张老善于因人因时，灵活辨证，谨守病机关键，多法并用，常起沉疴于既倒。

（2）法从丹溪，提出了以"脾虚为本"立论，重视顾护阳气，注重整体治疗便秘的学术观点。张老中医科班出身，理论功底深厚。在长期的中医医疗实践中，常博采众家之长，尤对明代中医大家朱丹溪的学术思想多有领悟。在自己长期的临床实践过程中，常从脾肾立论，清消并用，多采用清热生津、理气行滞，以治其标；以补脾益肾、温固下元为法，以助糟粕之传导。对年老体柔、肠道艰涩者，常用补脾益气、养血润肠等法，多种治法，灵活应用，逐渐形成了一整套治疗各型便秘的辨治理论体系。对于各种证型便秘的治疗研究深入，多有创见，并自拟验方，临证不拘古法，内服外用相结合，方药随症加减，选药善用仁类，疗效卓著。

（3）勤求古训，经方时方并用，独具匠心，临床辨证重视病证结合，疗效卓著。中国医学对肿瘤的认识渊源久远，《外科大成》"锁肛痔，肛门内外如竹节锁紧，形如海蜇，里急后重，便粪细而带扁，时流臭水……"便是针对肛门直肠癌而言。张老认为辨证施治是中医学的核心，患者得病后，因病因病机、发病部位、病程长短、个体差异等不同情况，而表现出不同的症状和体征，因而必须认真地分析和归纳，分辨阴阳气血的盛衰，找出发病因素，弄清正邪关系，而确定施治方法。在治疗过程中要注意整体、全面分析、标本缓急。运用病证结合、经方与时方融合、分期施治、手术与内治法相结合的诊疗思路，善用内服外用综合疗法分期辨证治疗直肠癌，疗效显著。

（4）推陈出新，创立了治疗陈旧性肛裂的"松解法"、治疗复杂性肛瘘的"开窗留桥法"、治疗直肠脱垂的"三联法"、治疗环状混合痔的"分段结扎留桥术"等手术方法。为了达到根治目的，提高治愈率，降低复发率，防治术后并发症，对多种疾病进行了深入研究，创立了多种新术式。根据中医治病的原理，提出了"紧者松之"的治疗方法，研制了新的术式"松解法"，该法简便易行，患者痛苦小，疗效好，疗程短，无并发症和后遗症，治疗彻底，基本无并发症；研制了治疗大面积复杂性肛瘘的"开窗留桥法"，术式切口小，肌肉皮肤损伤少，愈合快，疗程短，可避免术后肛门失禁和瘢痕过大牵拉肛管引起术后不适；精心设计了环状混合痔"分段结扎留桥术"，本术式肛管皮肤及直肠黏膜保留充分，损伤小，愈合快，疗程短，可避免术后肛周皮肤缺损、肛门狭窄；研制了治疗直肠脱垂的新术式"三联法"。基于症状"松、下、滑、脱"，脱是标、虚是本的发病机制，研制了"结扎除滑脱，注射使粘连，环缩医失禁，脱肛病痊愈"

的治疗新术式，简便易行，患者痛苦小，疗效好，疗程短，无并发症和后遗症，复发率低等优势。曾记得一患者肠脱50余年，终身未婚，悲惨孤独，含着眼泪求医到张老师，经过他独创的"三联手术"治疗，使患者疾病得以根除，恢复健康，喜笑颜开返乡。

（5）刀药并用，研制了痔瘘洗剂、谷道安；消瘤散、脏毒清；秘宝康、畅尔舒；肠健平、肠炎康；芪仁固脱宝、脱复康；平疣散、万灵清毒丹；清息灵、干枝梅煎剂；阴痒康、痒息平；斯可福、控溲仙等67余种专科用药，安全可靠，简便验廉。2000年中央电视台"健康之路"栏目播出张老关于顽固性便秘的防治节目后，有两位患病十多年、年过80岁的美籍华人，从地球的另一端不远万里来到河南，经过张老的精心诊治，仅1周多的时间，使患者排便正常，参观了北京、上海后返回美国。在临床实践中，张老认识到，作为中医肛肠外科，其优势不仅在于"箍围""挂线""下捻"等简便灵活的手术治疗，更重要的是要充分发挥中医药特色，根据疾病发生的病因病机和转归变化规律，在疾病的不同发生发展阶段，应用传统中药制剂"丸""散""膏""丹""酊"等特色药物，在术前、术后配合应用，起到缩小病灶、减少损伤、加快修复、预防复发、降低费用等作用，充分发挥中医药"简""便""验""廉"的特色优势。根据多年的临床经验，张老研究和发展了一整套中医肛肠外科药物制剂、用药方法、护理方法等，丰富了肛肠专科药物的使用种类和治疗范围，广泛应用于临床，深受患者好评，为传承和发展中医外科诊疗技术、不断提高肛肠疾病临床疗效做出了自己应有的贡献。50年来，张老诊治了数以万计的肛肠病患者，使患者恢复了健康。

（6）传道授业，致力于中医人才培养，临床经验与学术思想流传甚广。张老在长期的临床、教学、科研实践中，坚信中医药学宝库的丰富，也深知中医事业发展与中医人才培养之不易，认识到中医肛肠外科在中医学整个学科中是一个范围狭小但专科特色非常突出的分支，应保持学科的活力并把学科发扬光大。作为全国第三、第四批老中医药专家学术经验继承工作指导老师，张老十分重视传承教育工作，培养了一大批博士、硕士研究生及青年骨干，为中医肛肠事业的发展注入了新鲜血液，奠定了中医肛肠学科教育体系基础，培养了众多肛肠病学的骨干力量。特别是从科室主任的工作岗位退下来以后，张老更加注重人才培养工作，多年来都坚持在河南中医学院本科班、大专班、进修班、护士班讲授中医外科学，并经常在国家级医学继续教育培训班、肛肠疾病诊疗技术培训班等许多专业学术讲坛传道授业，每年都有上千人次的年轻医生慕名而来，学生遍布省内外数百家医院。为了提高教学质量，张老将几十年经验积累呕心沥血录制成《肛肠病影视》教学录像，填补了国内肛肠学科教学空白；主编了《中西医结合肛肠病学》《肛肠病影像真诠》等多部肛肠疾病诊疗专著。2008年被中医药高等教育学会临床教育研究会授予"全国中医肛肠教育突出贡献名专家"称号。

（7）调查研究，建言献策，参政议政，弘扬岐黄。张老无比热爱中医，时刻关心着中医药事业的振兴与发展。作为河南省第六、七届政协委员和河南监察厅特邀监察员，不辞辛劳深入基层，调查研究，倾听人民群众的呼声，反映人民群众的意见和要求，向上级建言、献计、献策，提出了多项提案：如农村合作医疗应当恢复和加强；中医药要发展，剂改需先行；"文革"中无偿占用高校的房地产等应如期归还；河南中医学院第一附属医院病房大楼应当新建等，受到党和政府的高度重视，一些提案得到落实。比如河南中医学院第一附属医院病房大楼2000年立项新建，2003年投入使用；"文革"中遗留和新闻出版学校土地纠纷一事在2008年得到了解决，大大促进中医药事业的发展，党和政府高兴，人民群众满意。

夕阳虽近晚，红霞尚满天。张东岳教授虽然年事已高，但仍精神矍铄，思维敏捷，依然用其精湛的医术和丰富的学识治病救人、培育人才，每天活跃在医疗科研教学第一线。每逢坐诊之时，张老仍一如既往，视患者如亲朋，在患者和学生的簇拥之中，认真诊查，耐心解说，望闻问切，精心遣方。直到斜阳渐远，患者全离去，张老才从容地收拾诊台、整理衣物，迈着沉稳的步伐，拖着微驼的身影，慢慢融进夕阳的余晖之中。